医療を学ぶ
あなたへ

[編著]
末廣謙
[著者]
伊東久男・紀平知樹・常見幸・西田喜平次

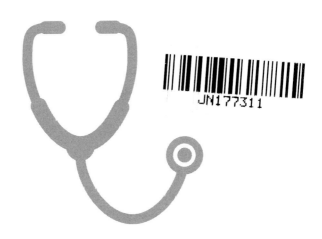

二瓶社

はじめに

　多くの医療系・医学系の学部・学校では、1年生の入門講義として医学概論、医療概論などの科目が設定されています。兵庫医療大学でも開学以来、医療概論の科目が入学直後から設定されていますが、この授業に用いる教材として、2014年度に『医療概論』（二瓶社）と題して教科書を出版しました。医療概論の授業で1年の学生たちが学ぶ内容の大部分を含んでおり、この教科書を使った授業が行われてきました。しかし出版から3年が過ぎ、当然のように内容や参考資料が変化してきており、この際、改訂版を新たに作成しようということになりました。内容も「人体の構造と機能」を追加するなど、前著より充実したものとなっています。これらのことから教科書のタイトルを『医療概論 改訂第2版』ではなく、新たな書名『医療を学ぶあなたへ』と変更致しました。

　本のタイトルを教科書的な『医療概論』から変更したもうひとつの理由に、本書は医療系学生が教科書として使用する本であると同時に、医療とはあまり関係性がない学部・学科で学ぶ学生や、さらに一般の方々にも、医療のあらましを理解するための読み物として、本書を手にして頂くこともできるように考慮したという部分が含まれます。

　医学・医療の分野は、他の自然科学などと同様、その進歩はまさしく日進月歩です。本書の内容もすぐに改訂する必要も出てくるでしょう。言うまでもなく、医療職は人の健康や疾患を対象とする仕事ですから、常に可能な限り完全無欠であることが求められます。医療職をめざすみなさんは、専門職となった後も生涯にわたって常に新しい事柄を習得していくことが重要です。その基礎としてまず医学・医療の基本的な、そして広範囲の事項を学習していく必要があるわけですが、その際、本書の内容に含まれる事柄をしっかり理解したうえで、それぞれにとって高い専門性をもった医学・医療を身に付けていかれることを望んで止みません。

2017年3月

末廣　謙

● 目次

はじめに 3

第1章 人体の構造と機能 （伊東久男）
1. 人体の構造と機能を理解する意義 …………………………… 7
2. 人体の階層性 …………………………………………………… 8
3. 骨格系 …………………………………………………………… 11
4. 筋系 ……………………………………………………………… 12
5. 消化器系 ………………………………………………………… 13
6. 呼吸器系 ………………………………………………………… 16
7. 泌尿器系 ………………………………………………………… 18
8. 生殖器系 ………………………………………………………… 19
9. 内分泌系 ………………………………………………………… 21
10. 循環器系 ………………………………………………………… 23
11. 神経系 …………………………………………………………… 25
12. 感覚器系 ………………………………………………………… 28

第2章 医療の歴史 （末廣 謙）
1. 古代の医学 ……………………………………………………… 29
2. 中世からルネッサンスへ ……………………………………… 33
3. 人体構造解明の夜明け ………………………………………… 37
4. 外科の発展 ……………………………………………………… 39
5. 診断法の進歩 …………………………………………………… 43
6. 感染症との戦い ………………………………………………… 45
7. 20世紀の偉大な発見 …………………………………………… 49
8. 医療の目的変遷と今後の展望 ………………………………… 52

第3章 医療の概要 （末廣 謙）
1. 医学と医療のちがい …………………………………………… 55
2. 医学にはどのような分野があるか …………………………… 55
3. 医療はリスクの上に成り立っている ………………………… 58
4. 全人的医療 ……………………………………………………… 59
5. 医療関係職種 …………………………………………………… 60
6. 医療施設—病院と診療所 ……………………………………… 63

第4章 人口統計と疾病の変化 （末廣 謙）
1. 人口静態 ………………………………………………………… 67
2. 人口動態 ………………………………………………………… 69
3. 年齢別死亡原因 ………………………………………………… 70
4. 平均寿命と健康寿命 …………………………………………… 72

第5章 医療と健康 (末廣 謙)
1. 健康とは ……………………………………………………… 73
2. ヘルスプロモーション ……………………………………… 73
3. 日本における健康づくり対策 ……………………………… 74
4. 予防医学 ……………………………………………………… 75

第6章 医療安全 (常見 幸)
1. 医療安全の意識 ……………………………………………… 79
2. 医療事故と医療過誤 ………………………………………… 81
3. 医療事故等の現状 …………………………………………… 83
4. 医療事故の防止 ……………………………………………… 85
5. 医療事故への対応 …………………………………………… 90

第7章 医療倫理 (紀平知樹)
1. 倫理とは ……………………………………………………… 93
2. 医療倫理の成立 ……………………………………………… 99
3. 医療倫理の4原則 ……………………………………………105
4. インフォームド・コンセント ………………………………110
5. 倫理を考えること ……………………………………………112

第8章 チーム医療 (常見 幸)
1. チーム医療とは ………………………………………………116
2. チーム医療の必要性 …………………………………………116
3. チーム医療を構成する職種 …………………………………118
4. チーム内での役割 ……………………………………………119
5. チーム医療を支えるもの ……………………………………119
6. 医療現場での医療チーム ……………………………………122
7. チーム医療の今後の発展と課題 ……………………………124
8. 多職種連携コンピテンシー …………………………………127

第9章 医療制度と医療経済 (西田 喜平次)
1. わが国の医療提供体制と保険医療制度について …………131
2. 医療産業の現状 ………………………………………………140

おわりに　143

第1章

人体の構造と機能

1. 人体の構造と機能を理解する意義

　医療従事者が対象とするのは、おもに患者、すなわち病気の人です。では、「病気」とは何でしょうか。国語辞書で調べてみると「生物の全身または一部分に生理状態の異常を来し、正常の機能が営めず、また諸種の苦痛を訴える現象」と記されています。人の体は、ある決まった構造でできており、それぞれの構造が何らかの働きをしています。逆に言えば、働いていない構造物はほとんどありません。このような構造物が壊れてしまったり、働きがおかしくなったりすると、正常な状態ではなくなる、つまり病気の状態になります。ですから、**病気の人を理解するためには、まず、病気でない状態、すなわち健常な人の体のしくみと働きを知る必要があります**。この知識を基礎にして、これから先、いろいろな病気を学習し、その病気の人を介助する知識・技術を学んでいくわけです。医療職者への第一歩の踏み出しという意味から、この教科書の第1章では、医療の前提となる人体の構造と機能の概略をわかりやすくまとめました。

　人体の構造と機能は、科目名では「解剖生理学」とか「形態機能学」とよばれます。もともと学問的には、「解剖学」と「生理学」は別の分野でした。解剖学では「どこに、どのような構造があるか」を取り上げ、その構造の働きはあまり重視しませんでした。一方、生理学では「いろいろな状況のもとで、体の状態がどうなるか」といった現象について探究し、その現象がどんな構造と関係するかについては、あまり触れませんでした。しかしなが

ら、人体ではある働きをするためにはそれに適した構造が備わっているわけですし、ある構造があれば何らかの理由がある働きを担当しているわけです。こういった意味から、**生きて、生活している人の体について理解するためには、解剖学と生理学を別々に学ぶよりも、両方の学問を関連づけて学習したほうがずっと役に立つ**ということから、いろいろな構造物のつくりと働きを同時に学んで行く方法が主流となりました。「**解剖生理学**」「**形態機能学**」は医療職者教育の基礎であり、多くの学校・学部で1年生からその授業が開講される理由でもあります。ここで扱う人体は、解剖実習室の解剖台の上にのせられている死体の内容ではありません。上にも書きましたが、生きて生活している人体のあらましで、言い換えれば、この本で学習しているあなた自身の体のことなのです。

2．人体の階層性

　人体には決まった形があり、生きている限りその構造が保たれています。人体は非常に複雑にできていますが、見方を変えると、非常に単純にできているとも言えます。なぜなら人体は、**細かな単位で考えれば細胞というたった1種類の構成物が基礎となってできている**からです。

　よく細胞は、生命の最小単位といわれます。極端に言えば、ガス、温度、培養などの一定の条件が整えば、人体を構成する多くの種類の細胞は1個だけでも生き続けることができるからです。細胞の形や大きさはどれも同じではなく、それぞれが、**ある特定の働きをするように特殊化しています**。このことを**細胞の分化**とよびます。一般に人体を構成する細胞の大きさは10〜30μmですが、中には卵細胞のように直径200μm（0.2mm）もあるような肉眼で見えるほどの大きさの細胞もあります。

　同じ働きをする細胞の集団を組織とよびます。一般に組織は、**上皮組織、結合組織、筋組織、神経組織の4種類に大別されます。上皮組織とは、体の外側であれ内側であれ、原則として何かの表面をおおう細胞群**のことで、細胞以外の成分はほとんどありません。例として、体の外表面である皮膚の表皮や消化管の内表面である胃や腸の粘膜上皮があげられます。**結合組織とは、他の組織との間にあって、組織同士をつなぎあわせたり、隙間をうめたり、組

織や器官を支えたりしている**細胞群**のことです。結合組織の場合、構成する細胞数が少ない一方、線維などの細胞以外の成分が多いのが特徴です。結合組織は人体のあらゆる場所に存在します。例えば、全身の皮膚とその奥の筋肉との間も、疎性結合組織という接着剤のような線維の多い組織でつなげられています。骨や軟骨も体を支える細胞群ですので、結合組織に分類されます。**筋組織とは、収縮することで作用をおこす細胞群**のことです。目に見える体の動き、例えば、両手を大きく上げることから皮膚のうぶ毛が逆立つことまで、すべてが筋組織の収縮によっておこります。また、消化管や血管の壁にも平滑筋とよばれる筋組織が存在し、食物の消化・吸収や血流量の調節に役割を果たしています。**神経組織とは、体のいろいろな場所の間での情報の伝達をする細胞群**のことです。「神経」と聞くと、まず脳をイメージすると思います。もちろん脳は神経組織でできた代表的な構造物ですが、実は人体のいたるところに神経組織は存在しています。皮膚で触覚を感じ取れるのも、体の筋肉を動かすことができるのも、これらの場所に神経組織が存在しているからです。

　このように組織は、それぞれが特徴的な働きをもっています。**これら4種類の組織が組み合わさることによって、もっと複雑な働きをする構造体となります**。これを一般に**器官**とよびます。器官は、多くの場合、肉眼で容易に見ることができる大きさです。「胃」「腸」「食道」「肝臓」「膵臓(すいぞう)」などの器官の名前は、誰でも一度は聞いたことがあるでしょう。

　同じ目的のために働く器官の集まりを系とか器官系とよびます。上記の器官の説明時に例としてあげた「胃」「腸」「食道」「肝臓」「膵臓」は、いずれも「食物を消化・吸収する。すなわち摂取した食物を細かな栄養素に分解して血液中に取り込む」という同じ目的のために働く器官の集団ですので、まとめて**消化器系**とよびます。人体は、消化器系を含め、下記のような10種類の器官系から構成されています。

骨　格　系：体の形をつくる土台となる、いわゆる「骨組み」をつくるとともに、筋肉と協同して体の運動もひきおこします。
筋　　　系：骨格系とともに体の運動を行います。骨格系と合わせて「運動器系」とよばれることもあります。
消化器系：体外からとり入れた食物を、体の構成材料やエネンルギー源とし

　　　　て利用できる形に変えて、体内の血液やリンパ液に取り込む器官
　　　　系です。
呼吸器系：吸入した空気と血液との間でガス交換（酸素・二酸化炭素の入れ
　　　　換え）を行う器官系です。
泌尿器系：体内でのさまざまな化学反応の結果できた不要な物質、すなわち
　　　　老廃物を血液中から取り出し、尿として体外に排出する器官の集
　　　　団です。
生殖器系：将来、子となる特殊な細胞である生殖細胞と、それに関係するい
　　　　くつかの付属器官からなっています。男性と女性とでは、その構
　　　　造や働きが全く異なっているので、男性生殖器系と女性生殖器系
　　　　と分けて扱うこともあります。
内分泌系：ホルモンとよばれる化学物質をつくって血管によって全身を循環
　　　　させ、特定の器官や細胞に作用をおよぼす器官の集団です。
循環器系：血液・リンパ液を循環させ、体内での物質の輸送を行う器官の
　　　　グループです。心臓を中心として、血管、リンパ管などからなり、
　　　　脈管系とよばれることもあります。
神 経 系：状況についての情報を伝えたり、その情報にもとづいて適切な反
　　　　応を決定したり、反応をおこすための命令を伝えたりするための
　　　　器官の集団です。脳を中心とする中枢神経系と、体の各所と中枢
　　　　神経を連絡する末梢神経系からなっています。
感覚器系：外界の刺激を各種の刺激として受容し、それに関する情報を神経
　　　　系に送り込む器官のグループです。

　以上のような **10 種類の器官系が集まって個体（人体）は構成されています**。なお、これらの器官系は独自に好き勝手に働くものではなく、**お互いに情報を交換・共有し、人体をより安定な状態に保つよう協調しながら働いています**。このようなしくみを **人体の恒常性（ホメオスタシス）** とよびます。
　このように人体は、細胞が集まり4種類の組織を形成し、4種類の組織が組み合わさって器官となり、同じ目的をもった器官が集合して10種類の器官系を形成し、これらの器官系より個体（人体）がつくられています。このような「細胞→組織→器官→器官系→個体」の構成レベルの順位と関係を「**人体の階層性**」とよびます。

3．骨格系

　骨格系は、**体の形をつくる土台となり**、同時に、**筋肉と協同して体の運動をひきおこす**運動器官でもあります。また、骨が組み合わさることにより、**頭蓋腔や胸腔などの空所を形成し、内部に重要な器官を入れてそれを保護します**（頭蓋腔には脳、胸腔には心臓や肺など）。骨は非常に硬いですが、それぞれの骨の内部には網目状あるいは空洞状の空間があり、**その内部に赤色骨髄とよばれる造血組織（赤血球や白血球などの血液細胞を生産する組織）があ**ります。さらに骨にはカルシウムが多く含まれ、**カルシウムを蓄えたり放出したりして、血液中のカルシウム濃度を調節する**役割もあります。

　骨格系は約200個の骨で構成され、これらの骨は「頭の骨（頭蓋骨）」「胴体の骨（体幹骨）」「上肢の骨」「下肢の骨」に分けられます。それぞれの骨は、

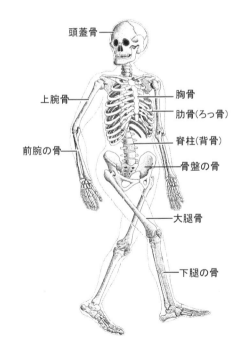

図1－1．人体の骨格の模式図.
胸部には沢山の骨があるが、腹部には脊柱（背骨）しかない。

棒のように細長い「長骨」、太さと長さがあまり違わない「短骨」、板のように平たい「扁平骨」、でっぱりや穴があって複雑な形の「不規則骨」などいろいろな形があります。腕は「上腕骨」、太ももは「大腿骨」とよばれる1本の太い長骨でできていますが、手首や足首よりも先は多くの小さな骨からなっています。脊柱（背骨）や肋骨などは、よく似た形の骨がいくつも並んでいます。

4．筋系

　筋系で学習するのは主として「骨格筋」です。ここでは骨格筋のことを、単に「筋」とよぶことにします。多くの場合、筋は骨を動かし、体の運動をおこしています。

　筋は、原則として骨と骨の間に張っています。骨と骨の間には、わずかな隙間をもつ関節があるので、「筋は関節を挟んで張っている」とも言えます。筋が働くことによって骨が動くわけですが、その際、一方の骨はあまり動かず、もう一方の骨が大きく動きます。**筋の両端のうち、あまり動かないほうの骨につく端を「起始」、大きく動くほうの骨につく端を「停止」といいます。**一般に起始や停止の部分は筋組織ではなく、「腱」とよばれる結合組織でできています。

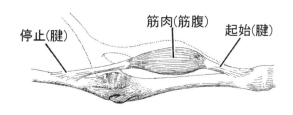

図1-2．筋肉の起始と停止.
　筋肉は関節をこえて張っており、関節を動かす。
　図では、この筋肉の収縮により、左側（停止側）
　の骨が上方に動き、点線に示すような状態になる。

筋は、縮んで骨を引くことによって運動をおこしますが、伸びて骨を押すことによって運動をおこすことはできません。では、動いた骨を元に戻す（例えば、曲げた肘をまっすぐに戻す）には、どうしたらよいでしょうか。この時は、最初に動いた際に（つまり、肘を曲げた時に）縮んだ筋の裏側にある筋が縮み骨を引くことによって、元に戻します（肘がまっすぐにのびます）。このように、**逆の働きをする筋どうしを「拮抗筋」**とよびます。一方、強い力が必要な関節では、いくつかの筋が同じ方向に骨を引き、助け合って作用することがあります。このような場合の**同じ働きをする筋どうしを「協同筋」**とよびます。

　一般に、関節の角度を小さく（二つ折りに近く）する筋を「屈筋」とよび、関節の角度を大きく（直線に近く）する筋を「伸筋」とよびます。肘を曲げてみましょう。肘を曲げると力こぶができます。この力こぶになった筋が「上腕二頭筋」とよばれる肘の関節の屈筋です。今度は肘を伸ばしてみましょう。この時は、上腕骨をはさんで上腕二頭筋の反対側にある「上腕三頭筋」が、曲げられた肘から先の骨を引っ張ったので、肘が直線状になるわけです。すなわち上腕三頭筋は肘の関節の伸筋です。ここでは筋肉の具体的な例として上腕二頭筋と上腕三頭筋をあげましたが、**全身にはさまざまな作用をする筋がおよそ400個存在するといわれています。**

5．消化器系

　消化器系では、摂取した食物を複雑な化学反応によってさまざまな栄養素に分解し、それを体内に効率よく吸収する役割を担うので、器官の種類や構造も複雑です。**消化器系は1本の長い消化管と、消化管につながっているいくつかの消化腺からできています。**

　消化管は口から肛門までのひと続きの管ですが、大別すると、口腔・咽頭・食道・胃・小腸・大腸に分けられます。生体の場合、全長が約6ｍもありますが、その大部分は腸で、特に小腸は全長の約8割を占めています。長さからいえば、口腔・咽頭・食道・胃は、消化管のほんの一部にすぎないわけです。**消化腺には、口腔の周りにある唾液腺と小腸の始まりの部分につらなる肝臓と膵臓があります。**図示されているように、消化器系の器官の大部分は、横隔膜

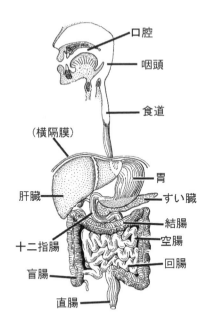

図1-3．消化器系の模式図．
（山田，1992より改変）
消化器系の器官の大部分は横隔膜よりも下の腹腔に存在する。

よりも下である**腹腔**とよばれる「おなかの空間」の中にあります。
　口腔は消化管のはじまりの部分で、入り口に口唇があり、その後ろに歯があります。歯の後ろを固有口腔とよび、その上部には口蓋、下部には舌があります。**歯は、食物を細かく砕いて飲み込みやすくするための装置**で、最初に生えてくる**乳歯**（全部で20本）と、乳歯のあとに生えてくる**永久歯**（全部で32本）があります。**舌は食物を唾液と混ぜ合わせて咽頭に送り込む装置であり、味を感じる感覚器官でもあり、さらに言葉を話すためにも欠くことができません。**
　咽頭や**食道**は筋肉でできた管で、**口腔から胃へと食物を運ぶ通り道です。**ふつう「のど」とよんでいる場所が、おおよそ咽頭に相当します。食道は脊柱のすぐ前にあり、胸腔では心臓よりも後ろに位置します。
　胃は、腹腔の左上にある消化管の一部が拡張した袋状の器官です。食物を

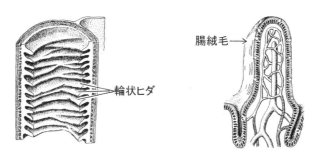

図1-4．小腸粘膜の輪状ヒダ(左)と腸絨毛(右).
(山田，1992より改変)

一時的に蓄えて、消化しやすくなるようにドロドロの状態にまで変化させ、また、タンパク質の消化にも関与します。**胃の内面をおおう粘膜には胃腺が存在し、タンパク質消化酵素であるペプシンを含む胃液を分泌します**。胃液は強酸性でpHは約1～2です。

小腸は、消化管の全長の約8割を占める長い管で、**炭水化物をブドウ糖、タンパク質をアミノ酸、脂肪を脂肪酸とグリセリンなどの単純な物質にまで分解し、それを体内に取り込む装置**です。仕事量が多くて複雑なため、十分な長さが必要なわけです。小腸は、最初の部分で指の幅にしておよそ12本分の長さの範囲である**十二指腸**、それに続く約2～3mの**空腸**、さらにその先の約3～4mからなる**回腸**と3部に分けられます。小腸内面の粘膜には**輪状ヒダ**や**腸絨毛**という**表面積拡大のためのしくみ**が見られ、栄養の吸収が効率的に行われています。

大腸は、消化管の最後の部分で、右の下腹部からはじまり、左回りに腹腔をほぼ一周して、肛門に終わります。大腸の最初の部分は盲嚢状（行き止まりの袋状）になっているので**盲腸**とよばれます。それに続くのが大腸の大部分を占める**結腸**で、肛門の直前の最後の部分が**直腸**です。大腸では、**小腸で栄養を吸収したあとの残り物から水分と塩分が吸収され、はじめドロドロだった内容物は次第に固まって糞便が形成されます**。大腸での水分の吸収がうまくいかない場合、内容物は大量の水を含んだまま排出され、下痢となってしまうのです。

肝臓はいわゆる「レバー」とよばれている器官で、体重の約1/50を占め

る人体の中で最も大きな腺です。腹腔の右上にあって、正常な状態では肋骨の後ろに隠れるような位置にあります。肝臓は、**脂肪の消化に関係する胆汁を分泌するほか、ブドウ糖の貯蔵、タンパク質の合成、解毒、血液中の異物の除去など**「人体の化学工場」といわれるようにさまざまな働きをしています。

　膵臓は、胃の後ろ側、十二指腸の左側にあるオタマジャクシの形をした肝臓に次いで大きな消化腺です。膵臓の大部分は、**三大栄養素に対するすべての消化酵素を含む消化液である膵液を分泌する外分泌部からなります**。外分泌部の間に、**血糖量を調節するインスリンなどのホルモンを分泌する内分泌部が点在しており、これをランゲルハンス島とよびます。**

　肝臓でつくられた胆汁と膵臓でつくられた膵液は管によって十二指腸に運ばれ、胃から小腸に送り込まれる内容物の消化をさらに進めます。

６．呼吸器系

　体を構成するほとんどすべての細胞において、エネルギーを得るために酸素を使って糖を分解し、二酸化炭素が排出される現象、すなわち**呼吸**が営まれています。全身の細胞に酸素を供給し、二酸化炭素を運び出すのは血液の役割です。呼吸器系は、大気中の酸素を血液に送り込み、血液が運んできた二酸化炭素を大気中に放出するためのしくみです。従って、呼吸器系は循環器系と密接に関係しています。呼吸器系の器官には、**血液に酸素を与え、血液中の二酸化炭素を取り出す肺**と、**外界と肺とをつなぐ気道**からなっています。**気道は鼻腔・咽頭・喉頭・気管・気管支の順につながっています。**

　鼻腔の入り口の外鼻孔（鼻のあな）はあまり広くありませんが、内部はずっと広くなっています。この空間の外側の壁は３段の棚状にせり出しており、鼻腔の表面をおおう粘膜の面積を広くする工夫が見られます。**鼻腔は吸い込まれた空気の細かなゴミを取り除いたり、温度や湿度を調節する役割をもっています**。また鼻腔の粘膜の一部分には、**においを感じる組織も存在しています**。

　咽頭は鼻腔の後ろの部分からはじまり、口腔の後ろを通り、食道や次に書かれている喉頭に連なる部分で、筋肉でできています。消化器系でも記載したように、咽頭は口腔ともつながっているので、**空気の通り道であるとともに食物の通り道でもあります。**

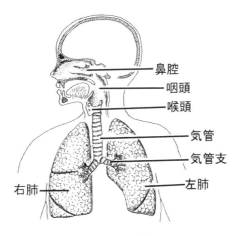

図1-5. 呼吸器系の模式図.
（山田，1992より改変）

　喉頭は、咽頭と気管の間にある軟骨でできた短い管で、通称「のどぼとけ」とよばれる部分の器官です。**空気の通り道の一部であるとともに、声帯とよばれる声を出す装置（発声器）も備えています。**喉頭に手を添えて声を出すと、内部にある**声帯の振動**がわかります。
　喉頭に続き、U字形の軟骨輪が15〜20個連なってできている約10cmの長さの**気管**が走行します。その先で気管は左右の**気管支**に分かれ、それぞれの気管支は肺につながっています。気管や気管支の内腔をおおう粘膜の細胞には線毛が豊富で、**気道に侵入してきた細かな塵やホコリを喉頭や咽頭の方へ追い出す働きがあります。**
　肺は胸腔の大部分を占める左右一対ある大きな器官です。深い切れ込みにより、**左肺は2つに、右肺は3つに区分されます。**左右の肺の大きさを比べると、**右肺の方が左肺よりもやや大きくなっています。**顕微鏡レベルで肺を観察すると、**肺胞**とよばれる半球状の袋がびっしりつまっており、この肺胞のまわりを毛細血管が取り巻いています。この**肺胞と毛細血管との間で、血管内の血液から二酸化炭素を取り出し、血液に酸素を供給するガス交換が行われています。**肺胞は、両側の肺を合わせて7〜15億個もあるといわれています。

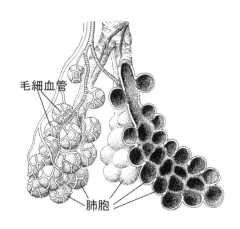

図1-6. 肺胞とそれを取り囲む毛細血管.
（山田, 1992より改変）

7．泌尿器系

　泌尿器系は、体の中でのさまざまな化学反応、すなわち代謝の結果できあがった不要な物質、つまり老廃物を血液から取り出し、尿として体外に捨てるためのしくみです。また泌尿器系は、電解質や水分などの調整による体液濃度の調節、血圧の調節、ホルモンの分泌等にも役割を果たします。泌尿器系は、**尿を生成する腎臓**と、**腎臓でつくられた尿を体外へ運び出す尿路**とからなり、**尿路は尿管・膀胱・尿道に区分されます。**

　腎臓は、ソラマメのような形をした腹腔後壁にある左右一対の器官です。腎臓の内側（背骨側）には腎門とよばれるくぼみがあり、ここから血管や尿管が出入りします。腎臓は表面側の**皮質**と中心側の**髄質**に区分されます。皮質には**腎小体**という構造がたくさんあり、ここで血液から小さな物質と水分がろ過され、**原尿とよばれる尿のもとがつくられます**。腎小体に続く細長い**尿細管**とよばれる管が髄質内を走行し、**原尿と血液との間での必要物質と不要物質の入れ換えや水分・電解質の濃度調節が行われ、実際に排泄される尿ができあがります**。この際、原尿の大部分が血液に戻されます。**1日当たりつくられる原尿の量は約150リットル**ですが、**実際に排泄される尿は約1.5リ**

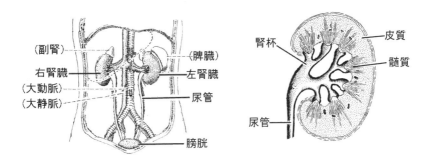

図1-7. 泌尿器系の全景(左)と腎臓の断面図(右).
(山田, 1992 より改変)

ットルです。

　尿管は、腎臓に続く左右一対の筋肉でできた管です。尿管の壁をつくる筋肉が腎臓側から膀胱に向かって連続的に収縮することにより、尿は膀胱へと運ばれます。

　膀胱は腹腔下部の最前部にある**尿を一時的に蓄える袋状の器官**です。膀胱の壁も筋肉でできており、伸縮性に富んでいます。排尿直後で収縮した時はピンポン玉ほどの大きさですが、拡張すると600～700mlもの尿をためることができます。

　尿道は膀胱の出口である内尿道口からはじまり、外尿道口で体外に開く1本の尿を排出させるための管です。男性の尿道は著しく長く、約20cmあり、その大部分は陰茎の中を通ります。女性の尿道は短く、約3－4cmで、膀胱から前下方に走行します。

8．生殖器系

　新しい生命をつくりあげ、子孫を残して人間という種を保存することが生殖器系の目的です。生殖器系は、次の世代で子となる特殊な細胞である**生殖細胞**をつくる器官と、それに関係するいくつかの器官からできており、男性と女性とではその構造も働きも全く異なっています。

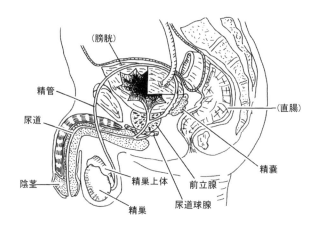

図1-8. 骨盤部を左側から示した一部正中断の男性生殖器系模式図.
（カッコで示されている膀胱と直腸は生殖器系の器官ではない）

　男性生殖器は、**精子を作る精巣、精子を貯蔵する精巣上体、精子を排出するための通路である精管と尿道、精子を養う液体を作る付属生殖腺**などからなっています。
　精巣は梅の実ぐらいの大きさで楕円形をした左右一対ある器官で、思春期以降、絶えず精子を生産しています。精子にとっては、温度が体温と同じでは高すぎます。ですから精巣は股間の皮膚内に下垂し、精子の活性が鈍くならないような位置になっています。
　付属生殖腺には、**精嚢、前立腺、尿道球腺**の３種類があり、つくられた液体は精管や尿道に分泌されます。**これらの腺で作られた液体に精子が混じって精液となり、生殖行動時に体外に放出されます**。泌尿器系でも学習しましたが、尿道は陰茎の中を通っており、生殖行動時には尿でなく精液を通すことになります。このように**陰茎は交接器としての役割を果たしています**。
　女性生殖器は、**卵子を作る卵巣、卵子や精子の通路であり受精の場でもある卵管、受精卵を受け取って胎児を育てる子宮、成長した胎児を出産するときの産道となる膣**などからなっています。
　卵巣は骨盤の側面の内側に左右一対存在しており、およそ親指の頭ぐらいの大きさです。卵巣では思春期以降、月に通常１個ずつ卵子が生産されます。

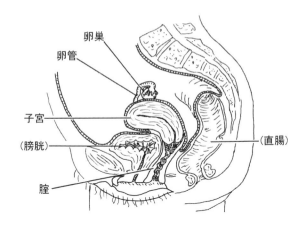

図1-9．骨盤部を正中断し，右半分の女性生殖器の模式図．
（カッコで示されている膀胱と直腸は生殖器系の器官ではない）

卵子の生産は50歳代くらいまで続きます。作られた卵子は卵管へと導かれます。

　卵管において卵子は、そこまで泳いできた精子と合体して**受精が成立**して、受精卵ができあがります。

　受精卵は受精してから約6日間かかって卵管から**子宮**へと運ばれ、**その内面の粘膜にもぐり込んで、着床という現象がおこります。厳密には着床が完了して「妊娠の成立」ということ**になります。着床した受精卵に母体（子宮粘膜）の細い血管の血液より酸素や栄養が与えられ、胎児の成長が進みます。やがて**胎盤**という母体と胎児をつなぐ血管でできた物質交換器官が形成され、胎児は約9カ月間、子宮の中で成長します。その後、胎児は子宮と体外とを結ぶ通路である**腟**を通って出産されます。腟はこのように**産道であるとともに、生殖行動時には交接器としての役割も果たします。**

9．内分泌系

　体内にはさまざまな器官があり、それぞれ決まった重要な役割を果たして

います。しかし、それぞれの器官は自分勝手に働いているわけではなく、体の状態を最適に保つように、他の器官と協調して働いています。体のいろいろな器官の活動を調節するシステムには、**ホルモン**とよばれる特殊な化学物質による調節系と、後述するような**自律神経**による調節系とがあります。

ホルモンをつくって出す器官、すなわち「ホルモンを分泌する器官」を**内分泌器官**とよびます。内分泌器官を構成する内分泌腺で作られたホルモンは血管内に放出され、血液の流れにのって全身に運ばれます。多くにホルモンは、全身に分布した血管の血液中を循環する間に、特定の器官または細胞にだけ作用します。**ホルモンの作用を受ける器官や細胞を、それぞれ標的器官・標的細胞とよびます**。作用を受けた標的器官・標的細胞は、ホルモンを分泌したもとの内分泌器官に作用し返し、そのホルモンの分泌量が調節され、身体の機能が一定に維持されます。**このような、作用を受けた側がホルモンを出した器官に作用し返すしくみを、「フィードバック機構」といいます。**

下図に示すように、個々の内分泌器官は各所に分かれて位置しており、それぞれの器官どうしの間に特につながりはありません。代表的な内分泌器官には、**下垂体、甲状腺、上皮小体、膵臓、副腎、生殖腺（精巣・卵巣）**などがあります。

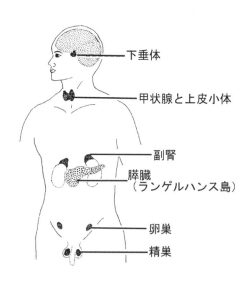

図1-10. 全身の主要な内分泌器官の位置.

下垂体では、全身の骨や筋肉の発育を促す**成長ホルモン**、尿の量を減少させる**バソプレシン（抗利尿ホルモン）**、乳腺からの乳汁の生産を促す**プロラクチン**などさまざまな種類のホルモンが分泌されます。
　甲状腺からは、体内の化学反応（代謝）を促進させる**サイロキシン**や血中のカルシウム濃度を下げる**カルシトニン**が分泌されます。一方、甲状腺の裏側にある**上皮小体（副甲状腺）**からは、血中のカルシウム濃度を上げる**パラソルモン**が分泌されます。
　消化器系でも記載したように、**膵臓**には膵液を分泌する外分泌部の隙間に、**ランゲルハンス島**とよばれる内分泌細胞の集合体が存在します。ランゲルハンス島では、血糖量を増加させる**グルカゴン**、血糖量を減少させる**インスリン**が分泌されます。
　副腎は表面側の皮質と中心側の髄質に分けられます。**副腎皮質**では、腎臓での尿生成の過程での電解質の移動を調節する**電解質コルチコイド**や体内で糖を生産させる**糖質コルチコイド**、**副腎髄質**では、血圧を高め、血糖量を増加させる**アドレナリン**などのホルモンが分泌されます。
　精巣では**男性ホルモン（テストステロン）**、卵巣からは**女性ホルモン（エストロゲンとプロゲステロン）**が分泌され、それぞれ生殖に重要な役割を演じます。

10. 循環器系

　血液には、ガス・栄養・老廃物などの物質の運搬、体温の維持、身体の防衛、体の pH の調節など、さまざまな働きがあります。この血液を全身に送ったり、逆に全身から集めたりするのが循環器系です。循環器系は大きく区分すると、**動脈・毛細血管・静脈の３種類の血管**と、**血液を流すためのポンプの役割をする心臓**からなっており、**心臓血管系**ともよばれます。心臓が止まると血液の流れが止まり、全身の細胞への酸素供給がストップし、全身の細胞が機能しなくなってしまい（つまり死んでしまい）、個体が死に至ることになります。
　心臓は、左右の肺の間に挟まれて、胸のほぼ中央に位置しますが、体の真ん中の線よりもやや左側に片寄っています。大きさは、握りこぶしを反対の

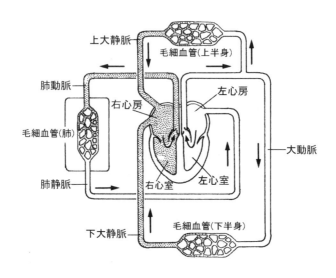

図1-11. 循環器系における血液の流れの模式絵.
心臓と血管の中が白い部分には動脈血が、細かな点が打たれている部分には
静脈血が流れることを示す。肺動脈には静脈血が、肺静脈には動脈血が流れる。

手で包んだぐらいのサイズです。**特殊な横紋筋である心筋でできた袋状の器官**で、上部の心房と下部の心室とに分かれ、それぞれが中隔という壁によって仕切られているので、全体は、**右心房・右心室・左心房・左心室の4つの部屋に分けられます**。それぞれの側の心房と心室はつながっていますが、左右は全くつながっていません。心房には静脈がつながっており、心室からは動脈が出て行くので、左右とも「静脈→心房→心室→動脈」という順に血液が流れます。「**大静脈→右心房→右心室→肺動脈**」の経路を右心系とよび、酸素の少ない血液（静脈血）を流します。一方、「**肺静脈→左心房→左心室→大動脈**」の経路を左心系とよび、酸素の多い血液（動脈血）を流します。それぞれの心房と心室の間には**房室弁**が、心室と動脈の間には**半月弁（動脈弁）**があり、心臓拍動時の血液の逆流を防いでいます。心臓で聴取できる「ドン、ドン、……、……」と聞こえる心音は、これらの弁が閉じる時の音です。

　動脈は、心臓から体の隅々にまで血液を送る血管で、心室の収縮による大きな圧力がかかるので、血管の壁は丈夫にできています。心室からつながる大動脈や肺動脈は非常に太い動脈ですが、体の各所に向かいながら枝分かれ

して、だんだん細い動脈となります。**動脈は、医療の現場において血圧や脈拍数の測定に使われる血管**です。

毛細血管は、通常、動脈と静脈の間をつなぐ非常に細い血管で、全身の至る部分に網目状に存在しています。その太さは赤血球の直径ほど（約6〜10μm）で、当然、肉眼で見ることはできません。**毛細血管の壁は非常に薄いので、この壁を通じて、血液と組織・細胞との間でのガス、栄養、老廃物などの物質交換が行われます。**

物質の交換が終わった血液を体の末端から集めて、心臓に戻す血管が静脈です。毛細血管から続く細い静脈から始まり、心臓に向かって合流しながら、最終的に上・下大静脈となって心臓の右心房に至ります。静脈には強い圧力がかからないので、血管の壁は動脈よりもずっと薄くなっています。**静脈は、医療の現場において採血や血管内注射（血管の血液中に薬物を注射すること）に使う血管**です。静脈の血圧はとても低いので、針を刺しても、その後に刺した部分を数分間圧迫することで、すぐに止血できます。

11．神経系

神経系は外界や人体内部からの刺激を伝えて、その情報を処理し、それに応じた身体の筋肉や内臓の働きを調節するしくみです。**中枢神経系**と**末梢神経系**に大別され、前者は「情報を処理するセンター」であり、後者は情報処理センターと体の各部を連絡する「電線のような役割をなすシステム」です。

中枢神経系は**脳**とそれに続く**脊髄**からなります。脳は頭蓋骨の中にあり、**大脳、間脳、中脳、橋、延髄、小脳**に区分されます。

大脳はヒトの脳で最も発達している部分で、脳全体の重量の約70％を占め、その表面には独特な溝や回転が見られます。一見、この溝や回転はランダムに見えますが、ある程度の個人差はあるものの、おおよその構成はヒトであれば同一で、その各部分はそれぞれ一定の働きを受け持っていることが知られています。このような、**特定の働きが決まった場所に限られることを機能の局在**といい、**それぞれの機能の局在の場所を中枢**とか**野**とよびます。**運動中枢**は大脳の外側面のほぼ中央部に、また**視覚中枢**は大脳の後端に位置します。

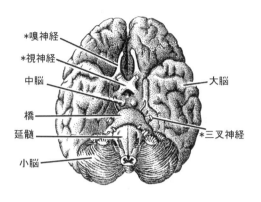

図1-12. 脳の下面の模式図.
(山田, 1992より改変)
＊で示す3種類の神経は脳神経である。

　間脳は、大脳の間に位置する部分で、感覚情報の連絡や自律機能の調節に関与します。**中脳**は、間脳に続き、姿勢や眼球運動などの調節を行います。**橋**は「小脳との橋渡しを行う部分」ということから、この名でよばれます。小脳と連絡することで無意識的な運動の調節を行っています。**延髄**は、橋に続く脳の最下端部で、脳において占める広さはわずかですが、**呼吸・循環・嘔吐・嚥下**など、**生命にかかわる重要な機能を担う場所で、「生命中枢」とも**よばれます。
　小脳は大脳の後下方にある表面に水平な小さい溝がたくさん見られる脳で、姿勢・平衡・運動の調節を無意識的に行う働きがあります。
　脊髄は脊柱（背骨）の内部にあり、成人の場合、太さは手の指の太さぐらいで、長さは約40 cmほどです。**胴体・上肢・下肢からの皮膚や筋肉の情報を伝える知覚神経および筋肉へ運動の命令を伝える運動神経がつながっています**。
　末梢神経系は、神経細胞から出た**軸索**とよばれる長い突起の部分が索状に集まってできています。末梢神経系は、**脳脊髄神経系**と**自律神経系**に区分されます。
　脳とつながる脳神経は12対、脊髄につながる脊髄神経は31対あります。脳神経と脊髄神経を合わせて脳脊髄神経系とよびます。脳脊髄神経系は、機

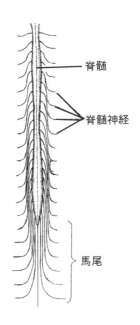

図1-13. 脊髄と脊髄神経.
脊髄の両側から31対の脊髄神経がつながっている。下方の脊髄神経は馬のしっぽのように見え「馬尾(ばび)」とよばれる。

能的には、**体の筋肉に運動の命令を伝える運動神経**と、**光・音・味・におい・温度のような外部の刺激を中枢に伝える知覚神経**からなっています。

自律神経系は、呼吸・消化・循環・生殖など、生物としての基本的に必要な働き(植物性機能)を調節するもので、平滑筋・心筋・腺を支配します。自律神経系には**交感神経系**と**副交感神経系**とがあり、多くの場合、両方の神経が同じ器官に達しており、互いに逆の作用をしています。例えば、心臓では、交感神経は心臓の拍動を促進し、副交感神経は心臓の拍動を抑制します。また胃や腸では、交感神経は消化や吸収の働きを抑制しますが、副交感神経は消化器の働きを促進します。

12. 感覚器系

　感覚器系は、外界の情況を各種の刺激として受け取り、その情報を前述した末梢神経である知覚神経によって中枢神経に送り込む、すなわち**感覚の受容装置の器官のグループ**です。**皮膚**において、温度や圧力等の刺激が受容され、**温度覚・圧覚・触覚・痛覚**などが脳脊髄神経によって中枢に伝えられます。**舌**では味の刺激が受容され**味覚**が、**鼻**ではにおいの刺激が受容され**嗅覚**が、**眼**では光の刺激が受容され**視覚**が、それぞれ脳神経によって脳に伝えられます。耳の奥にある**内耳**においては、**蝸牛**(かぎゅう)という場所で音の刺激が受容され**聴覚**が、また**前庭・三半規管**(ぜんてい)という場所で体の傾きや動きの刺激が受容され**平衡感覚**が内耳神経によって脳に伝えられます。このように**感覚器系と神経系（感覚神経）は切っても切れない関係**にあり、両者が連続してはじめて感覚の認識が成立しています。

■ 参考文献 ||||||||||||||||||||||||||||||||||||||||||||||||||||||||||||||||||||||||||||||||||||||||||||||||||||

坂井建雄・岡田隆夫（2014）、『系統看護学講座・解剖生理学』、医学書院
新村出 編（1998）、『広辞苑 第五版』、岩波書店
三宅貴夫（2008）、『キーワードブック医療と医学』、クリエイツかもがわ
山田安正（1988）、『からだのしくみ』、ロッキー出版
山田安正（1992）、『現代の解剖学』、金原出版

第2章

医療の歴史

　現在の医療を知るために、これまでたどってきた医療の歴史を知ることは重要です。歴史を理解することによって現状が正しく認識され、将来の発展を導き出す大切な手段となるのです。また、医療の歴史や成り立ちを考えると、医療の原点に立ち戻って全体を見通すことができる鍵を見つけることにつながります。

1．古代の医学

(1) 医療の始まり

　医療、つまり病気やケガの人を手当することは、人類の歴史の中でいつから始まったのでしょうか。原始時代から、病気やケガで苦しんでいる人がいれば、たとえまともな手当ができなくても、その人を何とか助けたい、あるいは、少しでも楽にしてあげたいと周りの人は思うでしょう。それが医療の始まりです。「医療はいつから始まったのか」という問いは、「人間の病気はいつ頃から発生してきたのか」と同じことになります。今から**約300万年前**、人類の誕生と同時に病気は生まれ、これに対する医療は始まりました。このことは多くの考古学的発掘調査でも示されています。例えば、原始人のピテカントロプスの骨には、結核という病気が悪くなって膿を持った塊の跡が証明されています。

　旧石器時代、人間は「自然の猛威」と「暴力的行為」に苦しみました。しかし、原始時代の人々は、現在からは想像もできないくらい強い治癒力を持

っていたといいます。現代人にとっては致死的な重傷を負った古代人が、その後も長期間生存し続けたことを示す骨格が発掘されています。

時代は下って新石器時代になると、人間は農耕生活を始めるようになり、集落を作って集団生活するようになりました。その集団のなかに疫病が流行することもたびたびあったことでしょう。人間はこのよう

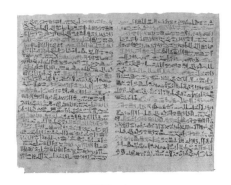

図2-1
パピルスに記された古代エジプトの世界最古といわれる医学書

な疫病は、神々の仕業に違いないと考えるようになり、神官が「祈とう」して何とか疫病を抑えようとしました。これが今の内科の始まりです。つまり、**内科医の祖先は祈とう師**ということになります。後で述べますが、外科医の祖先は刃物を使って外傷の治療をしたことから古代の「散髪屋さん」でした。同じ医師でも内科医と外科医の祖先は違うのです。

さて、記録として残されている医療の歴史として、紀元前2000年頃のメソポタミア文明の遺跡には**粘土板医書**があり、これは最古の医学書といわれています。さらに紀元前1700年頃のエジプトには、古代の紙**パピルス**に医術の教科書と思われるものが残されています。人名として医師が登場するのは紀元前1200年、ギリシア時代の**アスクレピオス**です。アスクレピオスはギリシア各地にお籠もり治療を行う保養所を作りました。ギリシア神話では、彼はどんどん病気の人を治して、最後には死んだ人まで生き返らせたために神の怒りにふれ、ゼウスに殺されてしまったとなっています。

(2) ヒポクラテス

紀元前460年頃の**古代ギリシア時代**、エーゲ海の南東にあるコス島という小さな島に、世襲制の医師の子としてひとりの医療の歴史に名を残す医学者が生まれました。その人はヒポクラテス(紀元前460年頃～紀元前370年頃)です。彼は人々の病気を、迷信や呪術、また宗教のような扱いから切り離し、科学的な医学を最初に発展させました。疾患の発生は、人間の体の中に

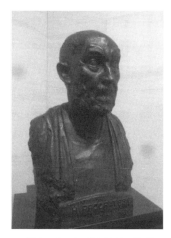

図2-2. ヒポクラテス胸像.
（兵庫医科大学玄関ホール）

ある、水分である体液の異常によるものだと考えました。体液には、血液、粘液、黄胆汁、黒胆汁と4種類あり、これらのバランスが乱れることで疾患が発生すると考えたのです。これをヒポクラテスの「**四体液説**」といいます。これらのことが述べられたのが今から二千年以上昔の紀元前であったことは驚くべきことです。さらに、病気の治療にあたっては、人の体の自然治癒力を重視しました。病気を回復させるためには、適切な食事、新鮮な空気、十分な睡眠、さらに適度の運動と休息が必要であると説きました。これらはすべて現代病の代表である「メタボリックシンドローム」の予防・治療につながる画期的なことであり驚くべきことです。2014年にひとつの論文が発表されました（BMJ 2014;349:g7390 doi: 10.1136/bmj.g7390）。それは常時、食欲があり、精神機能が正常な人は予測生存率が有意に高いという内容ですが、「現代になってヒポクラテスの警告が疫学的に証明された」というべきものと考えられます。これらのことから、ヒポクラテスは「**医学の父**」「**医聖**」などとよばれています。

　さらにヒポクラテスが真に医療の歴史の中での重要人物として語られているのは、二千年以上の長い年月、医療者の道徳律とされてきた「**ヒポクラテスの誓い**」を説いた人だったことです。これについては第5章で詳細が説明されていますが、「医療者は常に患者から信頼されるように修養をかさねることが大切」であり、「自分の身を律して常に修養・努力し、愛情を持って医療を行うべし」というヒポクラテスの思いは、現在も医療者の心の中に生き続けているのです。

　ヒポクラテスは、各地で医学を学んだ後、生まれ故郷、エーゲ海のコス島にあるプラタナスの木の下で、多くの弟子たちに医学を教えたと伝えられています。そのプラタナスは今もコス島に「ヒポクラテスの木」として残されており、さらにその苗木はヒポクラテスの精神の象徴として世界中の医療施設や医療系大学に移植されています。

(3) ローマ時代の医学・医療

ローマでの医療の特色は、病気がおこった時にこれを治すより、病気の発生を予防することに重点をおいたことです。つまり**健康法や公衆衛生**のような考え方が一般に普及していたのでした。具体的には、今でも遺構が残っている上水道・下水道の整備、公共浴場の建設、さらに集中暖房設備や公衆トイレの設置など、ローマはまさしく健康都市をめざして発展していったと考えられています。

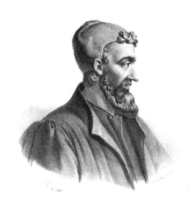

図2-3．ガレノス．
ピエール・ロッシュ・ヴィニュロンによるリトグラフ（1865 年、パリ）

ところで、ローマ時代の医学・医療を語るとき、外すことのできない人物が**ガレノス**（129 年頃〜 200 年頃）です。16 世紀、近世の医学が確立されるまでの千年以上にわたって、彼の理論が医学を支配していました。「ヒポクラテスの誓い」や「四体液説」などが今に知られているのは、ガレノスが残した多くの著作の中に体系化された理論として紹介されているためだとされています。また、解剖学や動物実験などにも力を注ぎました。水分を多く摂取すると尿量が増加すること、豚の脊髄神経を切断すると麻痺がおこること、さらに、大脳を傷つけると体の反対側に障害がおこることなど、今では当たり前のことを実験的に発見していったのです。これらのことから、ガレノスは実験医学の創始者といわれています。

16 世紀になってヴェサリウスが『人体構造論』を出版し、現代の解剖学に通じた近代医学の夜明けが訪れるまで、ガレノスの解剖学・生理学が医学の理論を支配していました。今では誰もが知っている、血管の中を流れている血液は循環していることさえ、16 世紀になるまで医学者の誰もが考えも及ばなかったのです。ガレノスの名声は、ある意味で、当時の腕利きの医療者というより、長年にわたって医学の世界に与えた影響のほうが大きかったといわれています。

2. 中世からルネッサンスへ

(1) 修道院の医療と医学校の始まり

　ローマの偉人ガレノスの死から1世紀後、ヨーロッパはキリスト教の広まりが著明となってきました。それまではギリシア神話に登場する神々が人々を癒す象徴でしたが、紀元300～400年頃になると、イエス・キリストが苦しむ人々を癒す神となったのです。なかでも**修道院**は、病気の人に治療を施す医療施設になりました。ヨーロッパにおける**病院の始まり**です。貧富の差なくすべての人々を救うというキリスト教の精神は、そのまま修道院における医療の精神でした。はじめは看護や介護が主体でしたが、次第に修道院の中に独自に造られた薬草園で育てられた医薬品を使ったり、手術のような治療も試みられました。

　しかし、修道院での医療者の大きな功績は、人々に医療を施すということだけでなく、それまでのギリシア、ローマ時代の医学的知識を後世に伝えていったことです。古い医学文献を収集し、忠実に書き写して保存するという**医学図書館**のような存在となっていきました。これにより、ヒポクラテスの精神が現在でも知られ、ガレノス医学が千年以上にわたって実践の医療として伝承されていったのです。さらに彼らは、自分たちの医療を受け継ぐ後輩たちを育成する使命を負っていると考えており、この精神が医学校の始まりにつながっていきます。

　10世紀頃、南イタリアの保養地サレルノという場所に医学校ができました。ここでは修道院で収集され整理された古代ギリシアやローマの医学が講義されていました。そして、**サレルノ医学校**の名声はヨーロッパ中に広がり、医学全体を支配するようになります。さらに時代はトって12世紀になると、ボローニャ、パリの大学にそれぞれ医学部が作られ、医学教育がさらに拡大していきます。しかしここで講義されていた

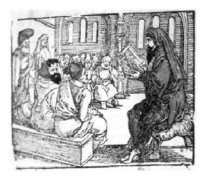

図2-4
チュニジアの医師コンスタンティヌスによるサレルノ医学校での講義

のは、相変わらずガレノス医学のような古代の医学でした。中世の医学・医療は他の科学領域と同じく古い知識の盲信であり、中世は停滞の時代であったといえます。

（2）ペスト大流行と検疫の始まり

　ペストは、ペスト菌が原因でおこる病気です。現在の日本では感染症法で最も危険な一類感染症に分類され、感染者を隔離して治療することと定められています。もともとはネズミに流行するものですが、感染したネズミの血を吸ったノミに刺された人に感染が広がります。かつて感染者は皮膚が黒くなり死に至ったことから**黒死病**とよばれていました。現在では抗菌剤の投与が有効で、適切に治療を行えば後遺症を残すことなく治癒しますが、抗菌剤がなかった昔は致死性が高く恐ろしい病気でした。そもそもペスト菌が原因で流行するということもわからなかったわけですから、多くの人がペストで命を落としました。14世紀のヨーロッパでは流行を繰り返し、おおよそ2,500万人が死亡したことから、全人口の半分近くを失ってしまったのです。ペスト流行の原因はわからなかったけれど、人は大勢の患者がいる場所から逃れようと考えるのは当然のことです。『**デカメロン**』はボッカチオ（1313〜1375）が1348年に著した物語集です。この時のペスト大流行から逃れようと男女10人が邸宅にひきこもり、その退屈さを紛らわすため、毎日10人が10話ずつのおもしろおかしい物語を語り合い、百話ができたという設定になっています。題名の「デカメロン」はギリシア語の10日という意味の言葉に由来するそうで、「十日物語」などともよばれています。ボッカチオはペスト流行という当時の最新ニュースに引っかけて文芸作品『デカメロン』を作り上げましたが、その中で悲惨な流行の様子が今に伝えられているのです。

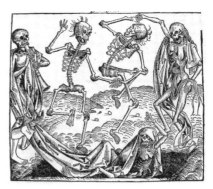

図2-5.『死の舞踏』.
ミヒャエル・ヴェルゲムート
黒死病の流行により「生」に対して圧倒的勝利を勝ち取った「死」が踊っている姿。

ところで、このペスト流行が医療の発展に与えた影響には大きいものがありました。それはペストといった伝染病をどのように予防するか、という防疫法が確立されていったことです。イタリアでは患者の発生を届け出させ、患者の隔離、使用した物品の焼却処分、さらに港の封鎖が始まりました。入港してくる船の船員の上陸や荷物の陸揚げをすぐには許可せず、港の外で**40 日間停泊**して発病する人がいないことが確認された後、はじめて入港と上陸が許可されました。現在、空港などにある検疫所で行われている「**検疫**」は英語で quarantine と言いますが、これはラテン語の 40 という意味の単語からできたもので、14 世紀イタリアでの港の封鎖が語源となっています。

(3) 錬金術と化学薬品

　錬金術とは、どこにでもある金属から、さまざまな手法を用いて、金などの貴金属を作ろうとするものです。中世のヨーロッパでは、これが盛んに行われ、科学というより魔法に近い意味や、金儲けの「からくり」のようにも考えられています。ある技術を用いると、人間が不老不死になるなどといったことが信じられていました。

　しかし、その試行錯誤の過程から、硫酸や塩酸などの化学薬品が発見されてきたことは、学問的に大きな科学的発展ということができます。錬金術師の中でも医学的発展に貢献した人物が**パラケルスス**（1493〜1501）でした。化学物質を治療薬に取り入れた最初であったことは医療の発展に大きく貢献したことから、パラケルススのことを「**医化学の父**」などとよんだりしています。

　パラケルススはさらに、人体には水銀、硫黄、塩の三大要素が重要であり、体内に塩が沈殿した結果、病気が発生すると考えて、この沈殿した塩を溶かすために、さまざまな鉱物を用いることをすすめたのでした。この考え方は、ギリシア、ローマから受け継がれた古典的医学とは大きく異なり、現在の臨床内科医としての姿勢でした。実際、彼は優れた臨床家であったそうで、多くの著書や講演記録が残されています。

(4) レオナルド・ダ・ヴィンチ

　6〜7 世紀中世のヨーロッパは、キリスト教のカトリック教会隆盛の影響を受けて、芸術や文化がすっかり停滞してしまった時代が続きました。暗黒

時代などとよばれていますが、教会の精神に反するような新しいことを試みることが許されなかったのです。医学の世界も同様で、ローマ時代のガレノス医学が神聖で侵すことのできない絶対的なものとされていたため、新しい医学研究などは全く行われませんでした。例えば、人体の内部構造についての知識は、教会が人体解剖を許さなかったものですから、ガレノスの述べたことを盲目的に信用していく他に道はありませんでした。しかし、13世紀を過ぎた頃から、カトリック教会は少しずつ人体解剖を認めるようになりました。この頃の（あるいは、これより以前からという説もありますが）新しい時代を**ルネサンス**とよんでいます。ルネ

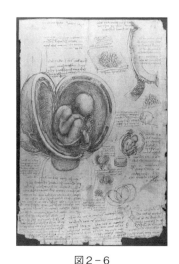

図2-6
レオナルド・ダ・ヴィンチによる子宮内の胎児が描かれた手稿。1510年頃、ロイヤル・コレクション（ウィンザー城）

サンスという言葉は、復興・再生という意味ですが、暗黒時代に別れを告げて、古代ギリシアやローマの活気にあふれた学研精神を取り戻そうとする意識ととらえることができると思います。

　ルネサンスを代表する最大の芸術家のひとりである**レオナルド・ダ・ヴィンチ**（1452～1519）は、「モナリザ」や「最後の晩餐」など有名な絵画の作者ですが、芸術家だけではなく工学や医学・生理学の改革者でもありました。真実を自分の眼で確かめて、それを正確に表現しようとしたのです。彼が残した**人体解剖図**は、詳細に描かれただけでなく、それまでの解剖書とは全くことなり、人体の構造を遠近法を取り入れた立体的な図として描写してあります。しかし、彼は事実をありのままに表現することに興味があり、詳細な人体構造と、人の身体機能や病気の発生とのかかわりにはあまり興味がなかったようで、医学的な貢献はあまりありませんでした。

3. 人体構造解明の夜明け

(1) ヴェサリウスの人体構造論

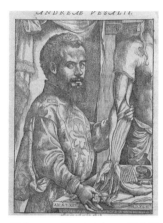

図2-7. ヴェサリウスの肖像画.
ファブリカに記載

人体解剖学の研究は、16世紀になって盛んになりました。その中心人物が、解剖学史上最大のビッグネームである**ヴェサリウス**（1514～1564）です。ヴェサリウスは1514年、ベルギーのブリュッセルで代々医師であった家に生まれました。幼少の頃から動物の体の構造に興味をもち、身の回りにいる動物を勝手に解剖していたそうです。成長してパリ大学医学部に進学し解剖学を学びましたが、子供の頃からの動物体験を生かして、手際よく人体解剖をして見せました。これが評価されて、解剖学実習の助手に採用されたのです。解剖の名手として名声を得、23歳の若さでイタリアの名門パドヴァ大学の解剖学教授に就任したヴェサリウスは、自ら解剖を行って学生たちに講義するとともに解剖学を探求し、古代からのガレノス解剖の多くの誤りを指摘していきました。ローマ時代のガレノスは、猿などの解剖は自ら行っていましたが、人体解剖の経験はあまりありませんでした。弟子たちや後世の人々がガレノスを解剖学の神様として祭り上げ、その理論が何百年も盲信されていたようです。

1543年、ヴェサリウスは写実的なイタリア絵画を多く取り入れた大著『**人体構造論（ファブリカ）**』を出版します。正確な人体構造の知識を得た西洋医学はこの後、飛躍的な発展を遂げていくことになるのです。

(2) 血液循環の発見

血管の中を流れている血液が、心臓から送り出されてまた心臓へ帰ってくる「血液循環」を知らない人はいません。しかし1628年、**ハーヴェイ**（1578～1657）が血液循環論を確立するまで、世の医療者たちはこのことを知りませんでした。

ローマ時代のガレノスが唱えた血液の流れについての生理学が、17世紀になるまで信じ続けられていたのです。ローマ時代のガレノスの考えは、口から食べた食物の栄養分は腸で吸収され、それが肝臓で血液として調整され（つまり肝臓で血液が作られ）血管を通って全身へ運ばれるというものです。そして全身に運ばれた血液は「精気（？）」となって全身の生命活動に利用される……つまりその血液がまた心臓や肝臓へ戻ってくるとは考えていませんでした。しかし16世紀になって、ヴェサリウスの詳しい解剖学からすると、ガレノスの説はやはり矛盾する点が多いことが徐々にわかってきていました。これを実証し意見を述べた画期的な報告を行ったのが、ハーヴェイの血液循環論でした。

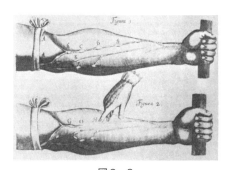

図2-8
ハーヴェイにより血管には動脈と静脈があること、血液は循環することが発見された。

心臓のポンプ作用で送り出された血液は、**動脈**を通って全身へ運ばれます。そして、**静脈**を通って心臓へ帰ってきます。動脈は心臓から全身へ高い圧力で血液が送り出されます。これに対して静脈は、動脈に比べて非常に圧が低くなっていて、血液が逆流することがないように所々に弁がついていますが、このことを証明したのもハーヴェイでた。しかし彼は、動脈と静脈がどのようにつながっているのかは明確にわからなかったようです。動脈と静脈の間にある毛細血管は肉眼で観察することは難しく、顕微鏡が発達してから確認されたのでした。はじめて作られた**顕微鏡**を使って、イタリアの**マルピーギ**（1628～1694）は1661年、人体構造のうち、組織の毛細血管の中を流れる血液を直接観察しました。マルピーギによる**毛細血管**の発見は、ハーヴェイの血液循環論に決定的な証拠を付け加えたのでした。

4．外科の発展

（1）床屋外科

　内科医の祖先が神々の仕業によって発生した病気を「祈とう」によって治そうとする「祈とう師」であったのに対して、外科医の祖先は**刃物を使って仕事をする**散髪屋でした。そこで「床屋外科」というよび名が生まれてくるのです。本当のことは定かではありませんが、散髪屋さんの三色のサインポールは、理髪師が外科医を兼ねていた名残だといわれたりします。つまり、赤は動脈、青は静脈、白は包帯を表しているというのです。しかし、この説は少し矛盾があります。血管に動脈と静脈があることが明らかとなってきたのは、ハーヴェイが血液循環を明らかにした17世紀になってからのことです。一方、三色のサインポールができたのは13世紀のイギリスだともいわれており、歴史的に一致しないことがいくつかあります。

　それはともかく中世には、**理髪師兼外科医**が職業化されてきました。当時、病気の原因となる悪い血液を取り去ってしまうという目的で、瀉血（しゃけつ）という治療が行われていました。体から血液を抜き取るためには刃物で体に傷をつけて出血させることが必要で、これはまさしく外科医の仕事だったのです。古代から外科医は、医療者というより、刃物を使い人の体に傷をつけて血を浴びて仕事をする人として卑しめられ、不当に低い身分に見られていました。大学の外科学教授は学生に外科の講義はしますが、自らメスを持って手術をせず、医学に関する教養がない助手に実技をさせ、それを学生に見せるだけの存在でした。しかし時代の経過とともに、このように内科医の下働きのような仕事だけをする外科医ではなく、次第に簡単な手術をしたり、骨折の治療や出産の介助などをするなど、専門的な外科医が生まれてきます。

　そもそも「外科」と「内科」は、その名前の「内」と「外」が逆ではないのかと思いませんか？　つまり、内科医は、自分で刃物を使って病気の人の内側を見ることなく治療を行います。外側から治療をしているにもかかわらず、治療法の名前は「内科的」治療といわれます。それに対して、外科医は、刃物を使った手術で直接、病気の人の内側を見て、悪い部分を切り取ったりつないだりして病気を治します。内側に直接手を下しているにもかかわらず、その治療法の名前は「外科的」治療といわれているという矛盾があります。これは、歴史的な事実によるものです。昔は刃物を使って治療をするこ

とは体の内側の病気に対応できず、体の外側にできた腫瘍を切除したり、傷の治療など、体の表面の治療しかできませんでした。体の内側から発生したと「診断された」病気は、外科医ではなく内科医の担当でした。

(2) 無痛手術の始まり

　麻酔が開発される前、手術はできるだけ短時間に終えることが求められました。有名な外科医とは、絶望的な悲鳴をあげて暴れる患者を力持ちの助手に押さえつけさせ、すばやく手術をする人だったのです。また、術者やその助手たちには、患者の悲鳴が聞こえないように耳栓が必要でした。

　無痛手術を実現させたのが**モートン**（1819～1868）です。1846年10月16日、モートンはマサチューセッツ総合病院で**エーテル麻酔**の公開実験を行いました。この無痛手術の成功は、またたく間にアメリカからヨーロッパに伝えられ、麻酔による外科手術が行われるようになりました。

　ところで、モートンの麻酔による手術より40年以上前に、全身麻酔での手術を成功させた人がいました。その人は日本の**華岡青洲**（1760～1835）です。1804年、マンダラゲ（チョウセンアサガオ）を調合した「通仙散」を用いて全身麻酔を行い、彼の妻にできた乳ガンの摘出手術を行ったのです。しかし、時は鎖国中の江戸時代。世界に向けて発表することのなかった彼の業績は、西洋医学の歴史に刻まれることはありませんでした。

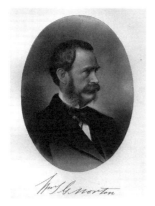

図2-9．モートン．
初めてエーテル麻酔で手術を行った。

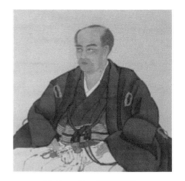

図2-10．花岡青洲．
「通仙散」を用いて、はじめて全身麻酔手術を行った日本人。

（3）術後感染症の克服というもうひとつの大問題

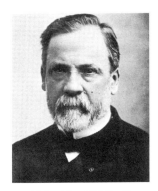

図2-11．パスツール．
生物の自然発生説を否定し、狂犬病などのワクチンを開発したことなどから、コッホとともに「近代細菌学の父」とよばれている。

　麻酔手術の成功により、大胆な手術が行われるようになりました。その一方で、術後感染症で体が腐ってくる脱疽が激増してしまいました。**ナイチンゲール**（1820～1910）が活躍したことで有名なクリミア戦争（1854～1856）では、戦死者1万人に対して、戦傷により手術を受けその後亡くなった戦病死者は8万人にのぼりました。手足に傷を受け手術をした人と、しなかった人の死亡率はほとんど同じだったのです。術後感染症の克服というもうひとつの難問題が残されたのでした。

　感染症がおこる病原体のひとつに細菌という微生物がありますが、顕微鏡の発達により、微生物が何らかの機序で病気を発生させることが次第に明らかとなってきます。しかし、18世紀まで、「汚い物からウジがわく」という、微生物などの生命が自然に発生する学説が信じられていました。また、食物が腐敗してくる原因は微生物だろうという推測はありましたが、その微生物は食べ物の中に自然に発生する「**生物の自然発生説**」が信じられていました。これを否定し解決したのが**パスツール**（1822～1895）です。彼は**鶴首フラスコ**といわれる実験器具を用いて、肉汁の煮沸実験を行いました。フラスコの首を鶴のように伸ばして曲げておくと、空気の出入りはあるが微生物は混入しないようになっていました。その実験の結果、肉汁を煮沸し消毒した後、新しい空気が入る環境にしておいても、微生物が発生しないことが明らかになり、生物の自然発生説が否定されました。パスツールの実験は、微生物学、細菌学の基礎を作り、その後の感染症克服に向けて医学の発展に大きく貢献する画期的なものでした。

　パスツールにより微生物の自然発生が否定され、空気中の微生物が原因で腐敗が始まることが明らかにされました。そこで、手術などの後、傷口からの化膿は侵入した微生物が原因であり、手術時の消毒は術後の感染症予防につながると考えた人が現れました。その人はイギリスの外科医**リスター**

（1827〜1912）です。彼は、ゴミの消臭剤として用いられていた**石炭酸（フェノール）**の存在に気づきました。ゴミから出る腐敗臭も微生物の影響だとすると、石炭酸は**消毒剤**として用いることが可能と考えたリスターは、石炭酸を染み込ませた布を傷口にかぶせる方法で、術後の腐敗を予防することに成功しました。その後、手や手術器具を石炭酸で消毒し、手術中に噴射器を用いて、石炭酸液を噴射しながら手術を実施しました。その結果、それまでの手術では術後、傷口から化膿することが当たり前であったのに、化膿せずに傷口が治るという画期的なことが発見されたのです。リスターの業績は、麻酔法の発達と相まって、以後の外科手術の様相を一変させることとなりました。

　その後、毒性の強い石炭酸に替わって、ヨードチンキなどの消毒剤が発見され、手術器具の消毒も、高圧・高熱で行うという現代の器具滅菌法の基本となる方法が開発され、消毒したゴム手袋を使用して手術をするなど、現代における無菌手術の基本的スタイルが確立されていきました。

（4）新しい外科治療

　麻酔法が開発され、また無菌手術が可能になり、それまで外科手術をさまたげていた二大要因が解決されるようになると、19世紀後半に、外科は現代の姿につながる飛躍的発展を遂げていきました。それまで医学という学問的には外科医は内科医に比べて少し地位が低いとも考えられていましたが、ここに至って外科は、内科と対等あるいは優位な地位になってきたのです。

　それまで外科手術といえば、骨折や外傷などに対するものが多かったのですが、消化器外科が**ビルロート**（1810〜1887）により確立されていきました。

　1881年1月29日、**胃の切除**をするという前人未到の大手術がウィーン大学の外科学教授であったビルロートにより行われました。胃切除後、食道と腸を縫合する必要がありますが、その方法が現在の外科学教科書にも記載されているビルロート法です。ビルロートは胃切除だけでなく、卵巣のう腫の切除、食道切除などの大手術を次々と成功させたのです。

（5）血液型の発見

　手術は人間の体にメスを入れるのですから出血が生じ、**輸血**が必要となる場合も多く見られます。輸血の歴史は古く、1600年代には、子羊など動物

の血液を人間に輸血することが実験的に行われていました。輸血を受けた人間がすぐに悪影響を受けることがない場合もありましたが、輸血直後に死亡してしまうことが相次ぎ、危険性が認識されて行われなくなっていました。

　20世紀になって(1901年)、オーストリアの医師**ラントシュタイナー**(1868～1943)は血液型を発見しました。彼は、人間の血清には他人の赤血球を凝集させる物質があることを知り、血液型にはA型、B型、C型、そして後にAB型の血液型があることを発見しました（C型は後にO型と改名）。血液型の異なる輸血を行うと、赤血球の免疫反応により血液が凝固してしまい、有害な反応を起こして、輸血を受けた人が死に至ることを説明したのです。ラントシュタイナーの功績は、輸血療法を確立させる基礎を作り、外科の発展に大きく寄与しただけでなく、後世になって発展する免疫学や臓器移植の際の拒絶反応を説明する理論の基本となり、先進医療発展への道を作ったのでした。

5．診断法の進歩

(1) 体温計と体重計

　現在の医療で最も基本的で簡単な検査項目は、体温や体重の変化を見ることです。これらは今、当たり前のように体温計や体重計を使えるからですが、医療の歴史上、はじめて体温計や体重計を作ったのは中世イタリアの医師、**サントリオ**（1561～1636）です。

　サントリオの体温計は、曲がったガラス管を水の入った容器に立て、ガラス管のもう一方の端についているガラス球を口に加えると、ガラス球やガラス管の中の空気が体温によって膨張し、水を押し下げ水位の変化で体温を見るというものでした。温度自体がいい加減なもので、現在のように、お湯が沸騰するのが100℃、水が凍るのが0℃というように絶対的な基準もなかったようです。しかし、人の体の状態を客観的なデータとしてはじめてとらえたという画期的な試みであったことには間違いありません。サントリオはまた、体重計も考案し、「医学研究にはじめて**物理学を応用**した」という業績を残しました。

(2) 内科診察法の進歩

　一方、内科的診察で基本となるのは古来の4つの診察手技、つまり、視診、触診、打診、聴診の4つですが、このうち打診法と聴診法が相次いで開発されたのは、1800年前後のことです。

　打診法を発明したのは、オーストリアの医師**アウエンブルッガー**（1722～1809）です。アウエンブルッガーの実家は旅館を経営していて、宿泊客に提供するワインの樽がいくつもあったのですが、そのワイン樽の外側を叩いて中身がどれだけ入っているか調べていたのを見て、打診法を見つけたといわれています。人の体を軽く叩いてみることで、胸を叩いたとき肺に腫瘍があったり、水が溜まっていたりする部分は濁音になります。正常の肺は空気が多く含まれていますから、鼓音になるのです。心臓の上を叩くと、心臓は筋肉のかたまりの中に血液が満たされた状態ですから、やはり濁音になります。これらのことが正しいかどうかをアウエンブルッガーは亡くなった人を解剖し、体の中の状態と打診所見を比較して確認したといいます。

　聴診法を開発したのは、フランス人医師**ラエンネック**（1781～1826）です。ラエンネックが、ある太った女性の胸に耳を当てて呼吸音を聴こうとしましたが、聴き取りにくかったので、ノートを丸めてその女性の胸に当ててみました。すると、直接耳を胸に当てるよりはるかによく呼吸音が聞こえたのです。これが聴診器を発明するきっかけとなりました。そして木製の聴診器を作り、それにより得た呼吸音などの所見と解剖所見を比較検討して、病気の症候と病態の関係を次々に明らかにしていきました。しかし、この診察法が一般に定着するまでに、50年程必要でした。当時は、患者を裸にして診察する習慣もなかったためとされています。

　ところで、これら打診法や聴診法の開発は、医療者と患者の関係に微妙な変化を生みました。それまでは病気の診察に当たって入手できる情報は、患者の訴えがほとんどで、医療者は患者の話をよく聴かないと診

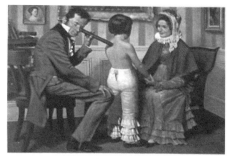

図2-12
自ら開発した聴診器を使うラエンネック。

療ができませんでした。しかし、打診や聴診を用いることにより、医療者は自分から病気の情報を収集することができるようになり、患者の訴えに聴く耳を持たないで病気の診断が行われてしまうという、不適切な関係が生じてきました。

６．感染症との戦い

（１）天然痘撲滅－種痘法の開発

　天然痘は疱瘡あるいは痘瘡ともいわれ、18世紀まで不治で致死的な病と恐れられていました。原因は、天然痘ウイルスが空気中から、あるいは病気の人と接触することにより感染するものでしたが、死亡率は30％～40％とされ、死亡を免れても皮膚障害などの後遺症が残り、18世紀のヨーロッパでは、全人口の１／３の人に天然痘後遺症があったとされています。

　この天然痘を予防し撲滅する道を開いたのが、イギリス人**ジェンナー**（1749～1823）です。その当時、天然痘に罹患しても幸い軽症ですんだ人は、二度と天然痘にはかからないことが知られていました。また、人に発病する天然痘が牛や豚などの家畜にも見られ、**牛痘**といわれており、酪農家で牛痘にかかる人もいましたが、人の天然痘のように致死的でもなく、その人は天然痘に罹患することはありませんでした。これらに注目したジェンナーは、牛痘に罹患した酪農家の女性の皮膚から膿を採取し、人に接種することを決意します。接種を受けたのはジェームス・フィリップスという８歳の少年で、ジェンナー家の使用人の息子でした。少年の皮膚に傷をつけ、そこに牛痘患者から採取した膿を接種しました。そして１～２カ月後、今度はその少年に天然痘の患者から採取した膿を投与しましたが、フィリップス少年は天然痘に罹患しませんでした。

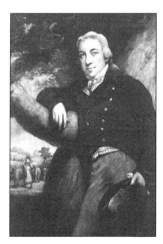

図２-13．ジェンナー．
種痘法を開発し、天然痘撲滅の道を開いた。

1796年、この歴史的な人体実験が行われたのです。予防接種の**ワクチン**という言葉は、当時、牛痘のことを「ワクシニア」とよんでいたことから、後年ジェンナーに敬意をはらって命名されたといわれます。

その後、この天然痘予防接種（**種痘法**）は次第にヨーロッパ中で行われるようになり、天然痘患者は激減していきます。1977年、最後の天然痘患者が報告されて以来、世界中で天然痘は完全に撲滅されます。1980年、**世界保健機関（WHO）は天然痘撲滅宣言**を発表しました。ジェンナーの人体実験から200年ほど後のことでした。人類は地球上から天然痘の病原体を完全に消し去ることに成功したのです。

（2）ワクチンの開発と免疫学の原点

上述のように**パスツール**は生物の自然発生を否定しましたが、彼はまた、ワクチンによる予防法に道を開いたという医療における大業績を残しました。**狂犬病**は、狂犬病の犬に噛みつかれた人が、水を恐れて決して飲もうとはせず、ほとんどが死に至ることから、恐水病などともよばれ、致死的な病気でした。狂犬病の原因が狂犬病ウイルスであることは、その後、明らかにされていますが、パスツールはこれを狂犬病の原因になる毒のようなものと考えました。これを何倍にも薄めて犬に投与しておくと、狂犬病に対する抵抗力がつくのではないかと考えたのです。病原体を薄めて発病しない状態にしたものを投与して病気の発生を予防するという**ワクチンによる免疫**を考え、動物実験によりこれを証明しました。

1885年、たまたま狂犬に噛まれて運び込まれてきた男の子にワクチン注射を行うと、男の子はみごと救われました。このニュースはヨーロッパ中に広まり、パスツールのところへ野良犬に噛まれた多くの人が押しかけました。この発見は感染症制御という意味合い以外に、今日の免疫学の基礎となりました。

（3）感染症発症の機序解明と結核菌発見

パスツールによる生物自然発生の否定、ジェンナーやパスツールによるワクチン開発、さらにリスターの消毒法開発など、徐々に細菌などの微生物が病原体となって発生する感染症克服への道は切り開かれていきました。しかし、感染症に罹患した生体には細菌が確かに存在することが明らかにされて

第2章　医療の歴史

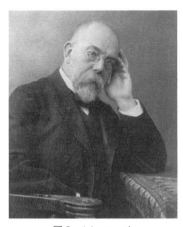

図2-14. コッホ.
結核菌やコレラ菌を発見し、パスツールとともに「近代細菌学の父」とよばれている。

も、その細菌が感染症の原因だとする機序は明確ではありませんでした。その難問を解決したのは、ドイツの一地方で医師をしていた**コッホ**（1843～1910）でした。

彼の出身地であるドイツの田舎町では、羊に**炭疽病**という原因不明の病気が流行していて、ひとつの村の羊が全滅するような事態が起こっていたのです。死んだ羊の血液中から糸状の細菌が発見されていましたが、これが炭疽病の病原体であるという証明はできていませんでした。コッホは炭疽病で死んだ羊の血液をネズミに接種してみました。するとそのネズミは死んでしまいました。さらに試行錯誤を繰り返して、その炭疽病で死んだ羊の血液中に存在する微生物を培養することに成功します。そして、培養された微生物を別のネズミに接種すると、ネズミは炭疽病に罹患し死んでしまうことが確認されたのです。その微生物は炭疽病の病原菌であることが証明され、炭疽病菌と命名されました。

コッホが実験した一連の手技は、**コッホの三原則**として、今でも通用する理論です。つまり、①伝染病に罹患した生体には特定の病原体が存在する、②その病原体は生体外で分離・培養される、③その分離・培養された病原体で別の生体にその疾患を再現することができる、というものです。

コッホは、次々と感染症の病原体を同定していきます。なかでも最も衝撃的な発見は、結核菌の発見でした。大昔から人類は死の病「結核」に苦しめられていましたが、1882年3月のベルリン医学会でのコッホによる**結核菌発見**の報告は、人々に世界はこれで結核から逃れることができると期待を与えたのでした。

人々の期待に応えようと、コッホは結核菌の培養液から結核の治療薬として**ツベルクリン**を作り出しました。残念ながら、ツベルクリンは結核の治療薬ではないことがわかり、失敗に終わります。しかし、ツベルクリンは今で

も、結核の診断に用いる「ツベルクリン反応」の試薬として使用されています。

結核菌のほか、やはり死の病であるコレラの病原体コレラ菌も発見したコッホは、ベルリン大学の教授に迎えられ、ここで多くの弟子たちを育てていきます。日本の**北里柴三郎**（1853〜1931）もそのひとりです。

フランスの**パスツール**とドイツの**コッホ**、この2人は「**近代細菌学の父**」とよばれています。そして、この両巨頭のグループはお互い闘争心に燃えて切磋琢磨しながら、医学の発展に貢献していったのでした。

（4）ペニシリンの発見

最もよく知られている抗生物質のペニシリンが発見されたのは、まったくの偶然でした。イギリス人医師**フレミング**（1881〜1955）がロンドンのセントメリー病院で働いていた1914年、第1次世界大戦が始まります。病院には多くの負傷兵が運び込まれ、その多くは傷口が化膿してくるのですが、当時の医学ではこれを治すことができませんでした。リスターの石炭酸は消毒薬として手術時の化膿の予防には有効ですが、いったん化膿してしまった傷口を治すことはできません。フレミングは化膿、つまり細菌感染を治療する方法はないものかと、細菌の研究を始めます。ブドウ球菌を培養皿で増殖させる実験をしているとき、培養皿のひとつをうっかり窓ぎわに放置したまま忘れていたのですが、後で気付いたとき、その培養皿に**青カビ**がはえてしまいました。培養の実験は失敗で、普通ならその培養皿はゴミ箱行きになるところですが、フレミングがその培養皿をよく見てみると、青カビのはえた周囲だけはブドウ球菌が死滅していることに気付いたのです。青カビの成分には細菌を死滅させる成分があるのではないかと考えた彼は、青カビの濾過液から細菌を殺す作用のある物質を発見します。青カビの属名であるペニシリウムの名をとって、その殺菌作用のある物質をペニシリンと命名しまし

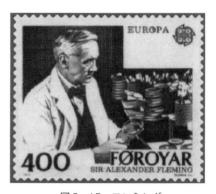

図2-15. フレミング.
青カビから抗生物質のペニシリンを発見した.

た。1928年のことです。しかし、化学者ではなかったフレミングは、ペニシリンの抽出・純化には成功しませんでした。

その後、フレミングによって著されたペニシリンに関する論文に注目したのが、イギリスのオックスフォード大学生化学の教授であった**フローリー**（1896～1968）です。彼は**チェーン**（1906～1979）らとペニシリンの抽出・純化に成功し、**ペニシリンの注射薬**を開発した彼らは、1940年、権威ある科学雑誌ランセットに、ペニシリンは全身に強力な抗菌効果を持つことを発表しました。

第2次世界大戦で多くの戦傷者を出していた欧米各国は、戦時の政策として、武器の開発とともに、ペニシリンの大量生産技術の開発に力を注ぐことになりました。その結果、それまで戦傷がもとで感染症により亡くなっていた多くの人命を救うことになったのです。ペニシリンを実用化したフローリーとチェーン、そしてペニシリン発見者のフレミングは、3人そろってノーベル賞を受賞したのでした。

7．20世紀の偉大な発見

（1）インスリンの発見

血糖値をコントロールするインスリンは、膵臓のランゲルハンス島という他の細胞とは異なる塊でつくられます。ランゲルハンス島は1869年、ベルリン大学の病理学教授ウィルヒョウ（1821～1902）の指示で研究していた医学生ランゲルハンス（1847～1888）が発見し、その名がつけられています。その後、ランゲルハンス島は糖代謝に関係する物質を分泌しているのではないかということがわかり、膵臓を摘出した犬が糖尿病になることから、膵臓から糖尿病を阻止する物質が抽出できないか、という多くの実験が繰り返されましたが、ことごとく失敗に終わっていました。なぜかというと、膵臓は食べ物の栄養分を消化する消化液を分泌しているので、その未知の物質が消化液で壊されてしまっていたからです。

1920年、カナダで整形外科の開業医だった**バンティング**（1891～1941）は医学雑誌で「膵臓の管がつまると消化液が出なくなってしまう」ことを知り、実験動物の膵臓の管をしばって、膵臓の消化液を分泌する細胞を萎縮さ

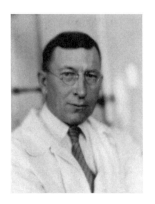
図2-16. バンティング.
インスリンを発見した。

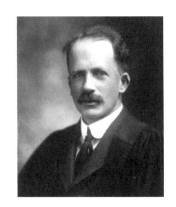
図2-17. マクラウド.
バンティングに研究室と助手を提供し、インスリン発見に貢献した。

せてしまえば、残りの細胞から血糖値を下げる物質が取り出されるのではないかと考えました。1921年、バンティングはトロント大学の生理学教授で糖代謝の権威であった**マクラウド**（1876～1935）に、この実験をさせてもらえないかと話をもちかけました。マクラウドは、自分が夏休みの8週間だけ研究室を使うことを許可し、何匹かの実験用の犬と、**ベスト**（1899～1976）という医学生を助手としてつけてくれました。

　約束の8週間が過ぎようとした頃、バンティングとベストの2人はついに、犬の膵臓から血糖値を下げる物質を抽出することに成功したのです。ただ2人が抽出したその物質は、作用が弱く混雑物が多かったので、人に投与することはできません。それを強い作用を持つものに精製したのが、アルバート大学生化学の**コリップ**（1892～1965）です。そしてその物質はランゲルハンス島から分泌されることから、ラテン語の「島」を表すインスーラ（insula）に由来してインスリン（insulin）と命名されました。1922年、コリップにより精製されたインスリンは、世界ではじめて、インスリンが分泌されないタイプの1型糖尿病に苦しんでいた14歳の少年に投与されたのでした。

（2）遺伝子の本体 DNA の構造解析

　遺伝子の本体は**デオキシリボ核酸（DNA）**です。はじめに DNA の構造解

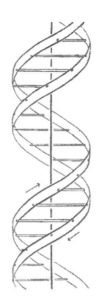

図2-18. はじめて報告された DNA の二重らせん構造.
Watson JD, Crick FH. Nature (1953) Apr. 25; 171 (4356): 737-8.

析を行ったのは、イギリス・ロンドンのキングス・カレッジにおける**ウィルキンス**(1916〜2004)です。彼が用いた手法はX線回析といって、結晶にX線を照射すると感光板に影が映し出されるというものです。結果としてDNAは円形で中央に2本の線が交叉するような形をしていました。1951年、ウィルキンスがその成果を学会で報告する講演を聞いた若いアメリカ人研究者の**ワトソン**(1928〜)は、もともと遺伝子研究をしていたわけではなかったのですが、遺伝子研究に興味を持ちました。イギリスのキャンベンディッシュ研究所に移ったワトソンは、X線回析が専門の**クリック**(1916 2004)に出会います。当初クリックは、イギリスでは先に他の人が始めた研究の途中結果を先取りして最終結論を出すことは紳士協定に反すると、DNAの共同研究にあまり乗り気ではありませんでしたが、ワトソンの熱意に心を動かされ、2人は共同研究を始めます。ウィルキンスの成果をもとに試行錯誤を重ねた結果、ワトソンとクリックはついに、**DNAの二重らせん構造**を解明したのでした。このDNAモデルは医学上20世紀最大の発見とい

われ、その後の遺伝子工学における発展の基礎を作ったのでした。1962年、ワトソン、クリック、そしてウィルキンスは、その功績によりそろってノーベル賞を受賞しています。

　DNAの二重らせん構造発見からちょうど50年後の2003年、人間の遺伝子情報（ヒトゲノム）解析が完了しました。これにより、今後、人の発生や文化など基本的な生命現象の解析、疾患の新しい治療法開発などがますます発展するものと期待されます。

8．医療の目的変遷と今後の展望

　20世紀以後、移植医療や再生医療など、これまでの医学・医療では考えも及ばなかった多くの先進医療が急速な発展を続けています。さらに、新しい医療機器や医療材料は、より安全な医療を提供することに大きく寄与しています。

　古来、医療は人を病苦から救う、つまりその人が持つ病的状態に対して治療を行うことが目的でした。致死的状態にある人を復元させるため、あらゆる治療を施し救命したとしても、その人が病気を発症する以前の状態に完全に戻れるかというと必ずしもそうではありません。場合によっては、救命したけれど、寝たきり状態になってしまうこともあるでしょう。治療することだけが目的の医療では、その人の人生そのものを変えてしまうことにもなりかねません。

　現在、医療の目的は変化しつつあります。病気の治療だけの医療ではなく、病気を持つ人の生活の質（QOL: quality of life）の向上をめざし、健康増進を図る方策が重要です。発生した病気を治療するのではなく、できれば病気にならないように、またもし病気になってもすぐに回復できるような生活習慣を身に付けるなどの方法を、一般に広く伝える**予防医学**の考え方が主流になってきていると思われます。

　一方で、最終的に人類は、最先端の医療により、あらゆる病苦から逃れ、永遠の健康状態を手に入れることができるのでしょうか？　これら医療技術の大いなる進歩は、科学技術の飛躍的な発展の賜物であるようにも考えられます。しかし、本当はそうではないかもしれません。

第 2 章　医療の歴史

　ひとつの例として、人類と感染症との戦いの歴史を考えてみましょう。フレミングにより青カビから発見されたペニシリン以後、次々とあらゆる病原体に有効な抗菌薬が開発され続けています。そのことで近い将来、人類は感染症との戦いに勝利をおさめる日が到来することが大いに期待されました。しかし、現実には、抗菌薬の使用が原因で新たな病原体が出現してきます。抗菌薬が効かないメチシリン耐性黄色ブドウ球菌（MRSA）などの耐性菌がそのよい例です。さらに、ヒト免疫不全ウイルス（HIV）、新型インフルエンザなど、数えれば限りがない多くの新規病原体が人類を襲ってきます。また、狂牛病のプリオンなどは、これまでの細菌やウイルスといった既知の病原性細胞とは異なって、異常タンパク質が原因となり発症する感染症です。天然痘を地球上から撲滅させたジェンナーによる種痘法が開発された 1796 年からちょうど 200 年後の 1996 年、WHO（世界保健機関）は**感染症の新たな危機**を警告しました。

　東日本大震災による原発事故を見てもわかるように、科学技術の進歩が人間に大きな危害を与える結果になる場合も出現してきました。このことから、科学技術の進歩だけで最終的に健全な人間社会がもたらされるとは限りません。医療技術の進歩だけで**人類が疾病を完全に撲滅することができない原因の一部は、現代における科学技術の進歩そのもの**かもしれません。

■ 参考文献 ||||||||||||||||||||||||||||||||||||||||||||||||||||||||||||||||||||||||||||||||||||||||||

梶田昭（2010）、『医学の歴史』、講談社
酒井シズ（2000）、『医学史への誘い　医療の原点から現代まで』、診療新社
先進医療フォーラム編（2013）、『先進医療 NAVIGATOR』、日本医学出版
二宮睦雄（2006）、『新編　医学史探訪　医学を変えた巨人たち』、医歯薬出版
Luciano Sterpellone（2009）、『医学の歴史』、小川熙訳、原書房
Robert Margotta（1972）、『図説　医学の歴史』、岩本淳訳、講談社
William Bynum、Helen Bynum（2012）『Medicine —医学を変えた 70 の発見』、鈴木晃仁・鈴木実佳訳、医学書院

第3章

医療の概要

1．医学と医療のちがい

　前章「医療の歴史」で見てきたように、人類誕生と同時に病気が発生し、これに対する医療は少しずつ始められるようになりました。宗教や呪術的な医療から科学的に学問として捉えることを始めたヒポクラテス、原始的ではあったけれど人体の構造と機能について理論づけていったガレノス、さらにこれらの知見をまったく新しい視点から学問として確立していったヴェサリウス、そして現代・未来の医療を理論的に発展させてきた多くの偉人たちが研究を進歩させているのが医学です。つまり、医学で極められた知見を人間の病的状態に対して実際に応用して手技を施すのが医療、ということになります。すべての医療は医学的知識の上に成り立っていますので、医師に限らずすべての医療者は、少なくとも基本的な全医学分野を理解し身に付けていることが求められます。

2．医学にはどのような分野があるか

　まず、医療を行う基本となる医学にはどのような分野があるのかを理解しましょう。表3-1は医学を分野別に分類し示したものです。
　基礎医学は、病気を持つ人＝患者、を直接相手にして研究する学問ではなく、人間の疾患はどのようにして成り立っているのかを知るために必要な

表3-1．医学分野の分類．

(1) **基礎医学**
　　　解剖学、生理学、形態機能学、生化学、病理学、薬理学、細菌学、微生物学　など
(2) **臨床医学**
　　　　内科系
　　　　　　内科学（循環器内科、消化器内科、呼吸器内科、神経内科、血液内科、腎臓内科など）
　　　　　　小児科学、皮膚科学、精神医学、放射線医学、リハビリテーション医学　など
　　　　外科系
　　　　　　外科学（消化器外科、呼吸器外科、心臓外科など）
　　　　　　整形外科学、脳神経外科学、眼科学、耳鼻咽喉科学、泌尿器科学、産科・婦人科学、
　　　　　　麻酔科学　など
　　　　内科系、外科系にまたがるもの
　　　　　　救急医学、皮膚外科学、形成外科学　など
(3) **社会医学**
　　　衛生学（環境予防医学）、公衆衛生学、法医学　など

基礎知識を解明する学問分野です。健常な人体の構造を明らかにする解剖学、健常な人の身体活動を理論的に究明する生理学、その身体機能を化学的に解明する生化学、これらは基礎医学のなかで特に中核をなす基礎中の基礎医学と言うことができます。また、たとえ人体構造を明らかにしても、それぞれの器官がどのように生命活動を行っているのかを明らかにすることが必要です。そこで、第1章で説明されているように、人体の構造と機能を関連付けて究明する形態機能学という新たな医学分野が加わってきます。さらに、病気の原因や病態を明らかにするのが病理学です。病因解明のためには、病気で亡くなった方の身体を解剖して究明することが必要ですから、病理解剖という解剖の作業も病理学の重要な仕事のひとつです。基礎医学にはさらに、疾患になった時に使用する薬剤の作用などを研究する薬理学、感染症などの原因となる病原体である細菌やウイルスについて研究する細菌学や微生物学など、多くの学問分野が含まれます。

　これに対して、実際に疾患が発生したときに、どのように対処していけばよいのかを究明するのが**臨床医学**です。「臨床」という言葉は、病気で入院中の患者がいるベッド（病床）に臨んで処置をするという意味からきたものです。臨床医学に含まれる学問は、みなさんが大病院へ行ったとき、玄関の表示でよく見る診療科名に「学」をつけたものがほとんどです。大別すると、

内科系と外科系に分けることができます。外科系は、手術などの処置を通じて疾患を治療するものです。手術をすると当然、わずかではあっても出血しますから、外科系で行う治療法を**観血的治療**と言います。これに対して、身体に傷をつけないで薬物治療などの**非観血的治療**を中心に行うのが内科系です。内科系、外科系のいずれも、対象となる疾患やそれに対する治療を研究・開発する学問があります。

　内科系の学問で広い分野を担当するのは内科学です。これは全身の疾患が対象となりますが、現在では、いわゆる一般内科学のほか細分化した専門性の高い呼称を用いることが多くなりました。例えば、循環器内科、消化器内科、呼吸器内科、神経内科、腎臓内科、血液内科など、数多くの内科学があります。内科学以外の内科系には、子供の疾患が対象の小児科学、皮膚疾患を診る皮膚科学、精神疾患を診る精神科学、さまざまなX線写真の撮影・読影のほか放射線照射による治療を行う放射線医学などが含まれます。さらに、低下した身体能力を回復させることなどが含まれるリハビリテーション医学も内科系と言うことができます。外傷や手術後のリハビリテーションは外科系のようにも見えますが、行う治療自体は内科系の非観血的治療です。

　観血的治療を行う外科系の中心は外科学です。一般に外科学と言うと、消化器外科をさすことが多いようですが、呼吸器外科、心臓外科など内科学と同じく多くの分野を含みます。そのほか、骨格・筋肉疾患が対象の整形外科学、神経系の外科的治療を専門とする脳神経外科学、眼疾患を診る眼科学、耳・鼻・のどを診る耳鼻咽喉科学、出産や女性性器疾患が対象の産科・婦人科学、手術をするとき痛みをとる麻酔科学、腎臓や膀胱を診る泌尿器科学など、外科系には内科系よりも多くの分野が含まれています。このうちでも腎臓疾患は、すべてが泌尿器科学の担当領域と思われていることが多いようですが、慢性腎炎の治療や腎機能が不全になったときの人工透析などは、内科系の腎臓内科の担当領域です。泌尿器科学は腎泌尿器の外科系学問ですから、腫瘍や尿路結石などの治療は泌尿器科が担当します。なお、歯科・口腔外科学は、医師および歯科医師の両者が関係する領域で、業務を規定する医師法および歯科医師法という2つの法律があり、区別されています。また、救急医学は多くは外傷など外科系の医療が対象ですが、急性心筋梗塞など内科系の循環器内科医が担当する分野も含みます。さらに、皮膚外科あるいは形成外科は、皮膚疾患を扱うという点から内科系の皮膚科学に含まれますが、用

いる手技は観血的治療を行いますので、内科系と外科系の両方にまたがる分野と言うことができます。
　一方、**社会医学**には、疾患の予防に関する衛生学（環境予防医学）、保健所活動など広く一般の衛生状態を統括する公衆衛生学、犯罪捜査など司法に関係する法医学が含まれます。なお、法医学もまた犯罪などにより死亡した人の死因を解明するための法医解剖（司法解剖）を行いますので、基礎医学における解剖学のほか、病理学、法医学においてそれぞれ独自の目的で人体解剖が行われます。

３．医療はリスクの上に成り立っている

　専門の医療者が医療を行うにあたっては、その対象である患者に少なからず傷害や苦痛を与えるものである、あるいはその可能性があることを理解しましょう。これは誤った医療行為、医療ミスが事故を引き起こすという意味ではありません。適切な医療が行われているときでも、患者の身体は何らかの傷害を受けているということです。生きている人の体が傷つけられることを侵襲と言います。**医療は侵襲の上に成り立っている**のです。
　わかりやすい例をあげます。体のどこかにできもの（腫瘍）があり、それを外科的に切除するとします。その場合、メスやハサミなどの刃物で患者の身体に傷をつけて手術をする必要があります。もちろん痛み止めである麻酔をかけた状態で行いますので、手術中に患者は激しい痛みを感じることはありません。しかし、刃物で自分の身体を傷つけられているのです。もし医療者でない人が刃物で他人の身体を傷つけたら、「傷害罪」で警察に逮捕されてしまいます。医療者は、他人の身体に傷をつけることを合法的に認められた職業なのです。
　「手術をする外科なら、体に傷をつけるのは理解できるけれど、内科的な治療ならそのような心配はないだろう」と考えるのも誤りです。例えば、何かの病気に対して薬を投与して治療をするとしましょう。薬剤は人間の身体にとっては異物です。その投与によりどのような副作用が発生するかわかりません。もし病気がなければ与えられることがない物質が体内に入ってくるわけですから、その物質による何らかのリスクが存在する可能性を考えなけ

ればなりません。薬物治療だけではなく、病気の診断のために必要な臨床検査も同様です。胃カメラなど内視鏡は、太い管が体の中に挿入されることで一体何が起こるのかわかりません。健康診断で行われる胸部X線検査もごくわずかですが、放射線を体に照射して行われます。もちろんX線写真を1枚撮影したからといって、原発事故のように大量の放射線を浴びるわけではありませんが、必要性に応じて適切な医療をすることが重要であることは言うまでもありません。

　このように、医療は少なからず人の身体に傷害を与えることにより成り立っていると考えてください。何らかの処置は、その必要性のほうが危険性よりはるかに大きいと判断して行われているのです。また、医療者の業務は、これらのリスクがあるものだということをしっかり理解し、自分たちの知識や技術を高めていく日頃の努力が求められています。これらのことは第8章で詳しく説明されています。

4．全人的医療

　現代社会において最も問題となっている疾患は、乱れた生活習慣が誘因となる**生活習慣病**です。生活習慣は、当然のことですが、人によって異なります。その人の身体、性格や精神状態だけではなく、その人の家族、居住地域、職場など、多くの周囲の事情が関係します。従って、生活習慣病を持つ人に対して何らかの医療をしようとしたとき、疾病を持つその人の身体だけではなく、性格、精神状態、さらに、生活習慣に影響を及ぼすあらゆる要因を含めて疾病を診ていかなくてはなりません。全人的医療とはまさにこのことで、**身体だけでなく、精神面、社会面でのその人の生活も含めた人間全体を診る**という意味です。ことばを変えると、疾病を診るのではなく、疾病を持つ人を全体として診ることなのです。特に最近の医学・医療の進歩は、疾患単位の専門性が高まり細分化されてきました。そこで、逆に今求められるのが、この全人的医療の考え方です。

　心身症ということばがあります。これは疾病の発症や経過において、患者の精神的要因が大きく影響するものを言います。例えば、精神的ストレスは胃潰瘍の発症に影響を及ぼします。また、過敏性腸症候群は病名そのままに、

精神的ストレスが原因で下痢や便秘が起こってきます。そこで、これらの疾患に対して行う医療は、心理的・精神的影響を十分考慮する必要があるのです。このことから、いわゆる心療内科などの心身医学といわれる分野は、特に全人的医療が必須であると考えられます。時に西洋医学だけでなく東洋医学における医療や心理療法や運動療法など、あらゆる医療法が必要になってきます。また、総合的に患者を診るためには、医師だけではなく、すべての医療職の協働作業が重要であることは言うまでもありません。

5．医療関係職種

　医療を実践する人を、医療者、医療人などとよんでいます。医療者が行う行為を**医業**と言いますが、医師法には、**医師でなければ、医業をなしてはならない**と書かれています。医師は、歯科医師の業務である歯科医業、歯科技工業を除き、すべての医業ができるのです。これに対して、**歯科医業**、歯科技工業をするのは言うまでもなく歯科医師です。歯科医師は、歯科医師法に、**歯科医師でなければ、歯科医業をなしてはならない**と書かれています。医師と歯科医師の両者が関係する医療分野は、歯科・口腔外科です。口腔内や顎の骨を治療する医師は医師法で業務が定められ、う歯（虫歯）を治療する歯科医師は歯科医師法で規定されているのです。つまり、抜歯という医療行為は医師、歯科医師の両者とも行うことができますが、義歯（入れ歯）を入れることは医師にはできず、歯科医師の仕事です。これに対して、顎の骨にかかわる外科的処置は歯科医師ではなく医師の仕事になります。

　医業、歯科医業という医療全般は、法律上、医師と歯科医師の仕事と規定されています。しかし、医師、歯科医師だけですべての医療業務を行うことが不可能であることは言うまでもありません。そこで、表3−2に示すように、さまざまな専門領域ごとに医療を担う資格が定められています。医業の分野では、薬剤師、看護師、保健師、助産師、理学療法士、作業療法士などが、また歯科医業では、歯科衛生士、歯科技工士などがこれにあたり、それぞれの資格を定めた法律があります。

　これらすべての医療職は国家資格であり、試験で認定された者だけがその専門職に就くことができるのです。さらに法律では、医師、歯科医師以外の

表3-2. 医療関係職種.

医師	医業（歯科医業、歯科技工業を除くすべての分野で業務が可能）
薬剤師	調剤、医薬品の供給、その他薬事衛生を司る
看護師	傷病者もしくは褥婦に対する療養上の世話または診療の補助
保健師	保健指導と診療の補助
助産師	助産または妊婦、褥婦もしくは新生児の保健指導と診療の補助
理学療法士	障害者の基本的能力の回復を目的として治療体操、電気刺激、マッサージなどの物理的手段を加える
作業療法士	身体または精神に障害のある者に、手芸工作などの作業を行わせ社会的適応能力の回復をはかる
言語聴覚士	音声機能、聴覚の障害者に言語訓練、必要な検査、助言、指導などの援助を行う
視能訓練士	両眼視能障害者に機能回復のための矯正訓練および必要な検査を行う
診療放射線技師	医師および歯科医師の指示により放射線を人体に照射する
臨床検査技師	微生物学的、血清学的、血液学的、病理学的、または生理学的検査を医師の指導監督下で行う
衛生検査技師	微生物学的、血清学的、血液学的、病理学的検査を医師の指導監督下で行う（2011年新規免許廃止）
臨床工学技士	生命維持管理装置の操作および保守点検を行う
義肢装具士	義肢、装具の接合部位の採型、義肢、装具の作成、身体への適合を行う
救急救命士	重症傷病者が病院または診療所に搬送されるまでの間に救急救命処置を行う
精神保健福祉士	精神障害者の社会復帰の相談、助言、指導、訓練などの援助を行う
社会福祉士	身体上、精神上、環境上の理由により日常生活に支障のある者の福祉に関する相談、助言を行う
介護福祉士	身体、精神上の障害で日常生活に支障のある者に、その介護、指導を行う
歯科医師	歯科医業を行う
歯科衛生士	歯牙および口腔疾患の予防措置と歯科診療の補助を行う
歯科技工士	特定人に対する歯科医業に供する補てつ物、充てん物、または矯正装置を作成、修理、または加工する

あん摩マッサージ指圧師、はり師、きゅう師および柔道整復師による行為は「医業類似行為」とよばれ、「医業」とは区別されており、医師の指示がなくても免許を受けた者が実施できる

医療職がそれぞれ専門分野の医業、歯科医業を行う際は、**医師または歯科医師の指示（指導）のもとに実施する**ことが定められています。しかし、例えば救急時における救急救命士の業務などのように、「医師の指示のもとに」という原則どおりの対応では間に合わないことも想定されます。そこで、これら職種の**権限を拡大**し、それぞれの現場で柔軟に対応した医療が可能になるような法整備が順次検討されています。

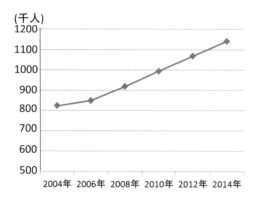

図3-1. 最近5年間の看護師数年次変化.
(日本看護協会) https://www.nurse.or.jp/home/statistics/pdf/toukei04-2016.pdf

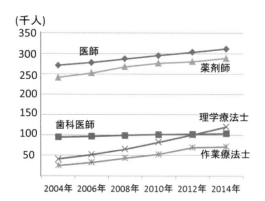

図3-2. 最近5年間の医師、歯科医師、薬剤師、理学療法士、作業療法士数の年次変化.

(厚生労働省) http://www.mhlw.go.jp/toukei/saikin/hw/ishi/14/dl/gaikyo.pdf
(日本理学療法士協会) http://www.japanpt.or.jp/about/data/
(日本作業療法士協会) http://www.jaot.or.jp/wp-content/uploads/2010/08/whitepaper2010.pdf

ところで、これら医療関係職の人数はどうなっているでしょうか。主な医療職者概数を資格保有者で見ると、医師数は約30数万人、看護師数は120万人弱、薬剤師数は約30万人ですが、歯科医師数は約10万人となっています。これを最近の年次推移で見ると、図3-1に示すように圧倒的に多数を占める看護師数は増加傾向が著しいのに比べて、図3-2に示す看護師以外の主な医療職者数を見ると、理学療法士、作業療法士数は総数では多くありませんが、明らかな増加傾向が認められます。これに対して、歯科医師数には大きな変化が見られない傾向がうかがわれます。

 これらに対して、あん摩マッサージ指圧師、はり師、きゅう師や柔道整復師も、それぞれ、あん摩マッサージ指圧師、はり師、きゅう師等に関する法律、および柔道整復師法で規定される国家資格です。これらの職種も医療を行っていますが、医業とは異なり、**医業類似行為**とよばれています。医業と医業類似行為の最も大きな相違点は、医業類似行為は医師または歯科医師の指示（指導）なしで、**独自に診療**を行うことができることです。そこで、これら職種は総合病院のスタッフになっている人はまれで、それぞれ独自にオフィスを持ち開業している場合がほとんどです。ただし、医業類似行為は外科的手術や、薬品を投与したりその指示をすることは禁じられています。

6．医療施設―病院と診療所

（1）病院

 医療法において、「病院とは、医師又は歯科医師が、公衆又は特定多数人のため医業又は歯科医業を行う場所であって、**20人以上の患者を入院**させるための施設を有するものをいう」と定められています。さらに「病院は、傷病者が、科学的でかつ適正な診療を受けることができる便宜を与えることを主たる目的として組織され、かつ、運営されるものでなければならない」とされています。つまり、営利目的で病院を経営することは、医療法の精神に反することになります。そこで、病院の開設者には、国、地方公共団体、医療法人などさまざまな場合がありますが、営利法人による設立は原則的に認められていません。

 同じ病院でも、そこで行われる医療により病床の種類が区別されています。

結核患者を収容する結核病床、入院が必要な精神神経疾患患者を収容する精神病床、感染力が強く危険性が高い感染症患者を収容する感染症病床、およびその他の病床ですが、その他の病床は主に急性期の疾患を扱う一般病床と、1993年の医療法改正で**療養型病床群**とよばれる病床が定義されました。この療養型病床群は、主として長期にわたり療養を必要とする患者を収容するための病床で、人的・物的に長期療養患者にふさわしい療養環境を有する病床群である必要性から、一般の病床に比べ**患者1人当たりの病室面積を広く取る**など、施設条件や人員配置が定められています。

（2）診療所

病院と同じく、医療法で「診療所とは、医師又は歯科医師が、公衆又は特定多数人のため医業又は歯科医業を行う場所であって、患者を入院させるための施設を有しないもの又は**19人以下の患者を入院**させるための施設を有するものをいう」と定められています。一般に入院患者がいる医療施設は病院と誤解されることが多いのですが、19人以下の入院患者がいる施設は診療所で、これを有床診療所と言います。これに対して、入院施設がない診療所は無床診療所です。医師が医療を行う一般診療所と、歯科医師による歯科診療所の2種類があります。

（3）医療施設数の推移

表3-3に医療施設の種類別に見た施設数の推移を示してあります。1965年から2015年までの50年間で見ると、医療施設の総数は増加しています。その内訳では、病院の総数は、1985年頃をピークにして減少傾向にあることがわかります。療養型病床を有する病院は、先に述べたように1993年の医療法改正で新たに定義され2005年まで一挙に増加しましたが、その後減少に転じています。一方、診療所については、一般診療所、歯科診療所とも、無床診療所は連続して増加しており、医療施設総数増加の根拠となっていますが、有床診療所は病院の場合と同じく減少傾向にあります。

最近、小規模病院や有床診療所、あるいは無床診療所では、診療を中止する施設が少しづつ増加する傾向にあります。第9章で解説されているような医療費問題なども含めて、医療を取り巻く社会情勢が変化してきていることが医療施設数減少の一要因として考えられます。

表3-3. 医療施設数の年次推移.

医療施設	1965年	1975年	1985年	1995年	2000年	2005年	2015年
総数	100,173	113,973	134,075	155,082	165,451	173,200	178,212
病院	7,047	8,294	9,608	9,606	9,266	9,026	8,480
一般病院	5,922	7,235	8,527	8,519	8,205	7,952	7,416
精神科病院	725	929	1,026	1,059	1,058	1,073	1,064
療養型病床を有する病院	—	—	—	299	3,167	4,374	3,844
一般診療所	54,524	73,114	78,927	87,069	92,824	97,442	100,995
有床診療所	27,332	29,104	26,162	31,764	17,853	13,477	7,961
無床診療所	37,192	44,010	52,765	65,305	74,971	83,965	96,034
歯科診療所	28,602	32,565	45,540	58,407	63,361	66,732	68,731

医療施設動態調査（平成28年8月末概数）、厚生労働省
http://www.mhlw.go.jp/toukei/saikin/hw/iryosd/m16/is1608.html

■ 参考文献 ||||||||||||||||||||||||||||||||||||||||||||||||||||||||||||||||||||||||||||||||||||||||||||||||||

千代豪昭・黒田健二（2012）、『学生のための医療概論　第3版補版』、医学書院

第4章

人口統計と疾病の変化

　社会情勢を表す統計情報のうちで、人口統計は国民の健康状態を知り保健衛生事業を効率よく推進するために重要なもので、大別して人口静態と人口動態という2種類の統計があります。

1．人口静態

　人口静態は、5年ごとに実施される国勢調査に代表される、ある時点での人口規模とその構成に関する情報です。総務省統計局の資料では、2016年10月1日現在の概算値で**日本の総人口は1億2693万人**となっていますが、同年の5月に比べて15万5千人（0.12％）減少しています。第2次世界大戦後のベビーブームをはさんで、出生率が上昇傾向にありましたが、2005年以降低下傾向にあり、このことが影響しているものと考えられます。

　総人口を男女別、年齢別に分けてグラフにしたものが**人口ピラミッド**といわれるもので、人口静態を示す代表的な情報です。ピラミッドとはエジプトなどにある四角錐状の歴史的巨石建造物ですが、縦軸に年齢、横軸に男女別の人口を示した棒グラフを図形化すると、横から見たピラミッドに見えることからその名称があります。図4－1は今から約80年前の国勢調査結果による1935年における人口ピラミッドを示します。ほぼ三角形を示し、人口の年齢分布がピラミッド型に安定しているように見えます。しかし実はこの状態が安定ではありません。年齢が上昇するのにつれて毎年一定の割合で人

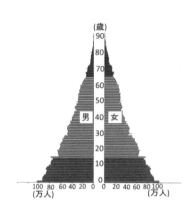

図4-1. 1935年における
日本の人口ピラミッド.
（総務省統計局）ftp://157.205.71.186/test/
stat/data/kokusei/2010/kouhou/useful/
u01_z04.htm

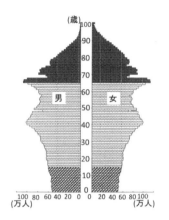

図4-2. 2014年における
日本の人口ピラミッド.
（平成26年10月1日現在；総務省統計
局）http://www.stat.go.jp/data/jinsui/
2014np/

口が減少しているわけで、出生した人が次々と死亡していくことを示し、それだけ国民の健康状態、衛生状態が不良であることを示しています。

　一方、図4-2は2014年時点での総務省統計局による人口ピラミッドを示しています。第2次世界大戦直後の1947年から1949年のベビーブームに誕生した人口のピークは65歳を超え、2014年現在では65歳の前期高齢者にさしかかっています。一方、これらベビーブーム世代の結婚、出産により1971年から1974年に誕生した第2次ベビーブーム世代のピークも40歳にさしかかっていることを明確に示しています。**人口の大部分が高齢者**となり、社会を支えるべき中年世代が減少を続けている傾向は明らかで、**出生率の低下、少子化傾向**への速やかな対応が望まれるところです。

　なお、最近マスコミなどで用いられる「少子高齢化」という呼称は多少の誤解を招くと考えられます。この名称から「現在は高齢化社会だ」という人が多いと思われますが、正確にいうと現在は「高齢化社会」ではありません。65歳～74歳を前期高齢者、75歳以上を後期高齢者と定義しますが、65歳以上の高齢者人口が総人口のうち7～14%を「高齢化社会」、14～21%を「高齢社会」、そして21%以上になると「超高齢社会」と言います。日本

における65歳以上の人口は2003年ですでに21.5％であり、**超高齢社会**となっています。人口ピラミッドから見ても、高齢化率は今後さらに増加を続けることが想定されます。

2．人口動態

　人口動態とは、出生届、死亡届、婚姻届、離婚届を基本情報として、出生、死亡、結婚、離婚といった人口の動きを見たものです。このうちでも特に主要死因別の推移は、医療人として確実に把握しておくべき事項です。

　図4－3に厚生労働省統計情報による主要死因別死亡率の年次推移を示します。1950年（昭和25年）までは、**結核**が死亡原因の第1位でした。その後、よい抗結核剤が使用可能となり激減します。

　結核についで第1位になったのは、脳梗塞や脳出血などの**脳血管疾患**です。脳血管疾患のうち、日本人は塩分の多い食事などで高血圧になる人が多く、これが原因で脳出血が多いという特徴がありました。しかし食生活の改善が

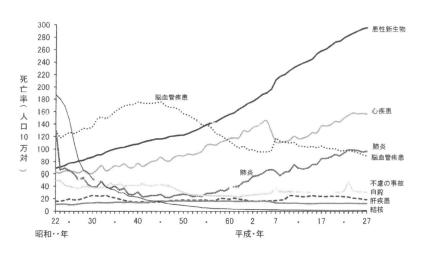

図4－3．厚生労働省統計による主要死因別死亡率の年次推移．
http://www.mhlw.go.jp/toukei/saikin/hw/jinkou/geppo/nengai15/dl/gaikyou27.pdf

すすみ、また健康診断などで高血圧が発見されてこれを治療するようになると脳出血は激減しました。そのため死因としての脳血管疾患全体の数は減少に転じました。ただし、すべての脳血管疾患が減少しているわけではありません。飽食の時代になり食事の欧米化は動脈硬化を進展させ、これが原因で脳血管が閉塞する脳梗塞は増加しています。

脳血管疾患に代わって死因第1位になったのは**悪性新生物**です。グラフで明らかなように、ガンなどの悪性新生物による死亡は著しい増加の一途をたどっています。医療技術が進歩し高齢者においてガンと診断される場合が増加していることも影響していると考えられます。

次いで、第2位を占め悪性新生物と同じく増加傾向にあるのが、心筋梗塞などの**心疾患**です。1993年(平成5年)頃一時期、心疾患が減少する傾向がありました。この原因として心筋梗塞などに対する治療法の進歩とともに、死亡診断書の死因原因(直接死因)に、最終的に心停止になったのだからといって「心不全」と記載せず、個別の基礎疾患名、例えばガン、脳血管疾患などを記載するようになったことが要因とも考えられます。

死亡原因の第3位は、2011年(平成22年)までは脳血管疾患でしたが、2012年、**肺炎が第3位**となりました。長年、三大疾患のひとつとされてきた脳血管疾患は第4位に転落しました。肺炎は、戦前には日本人死因の第1位だった時期もありました。しかし衛生環境が改善し、また、よい抗生物質が使用されるようになったこともあり、1949年(昭和24年)から1951年(昭和26年)に第3位となった後、一時は第5位以下となっていましたが、その後急激に増加したことになります。厚生労働省の担当者は「**高齢化**が進み、肺炎で亡くなるお年寄りが増えたのではないか」と推測しています。脳血管疾患が発症しても、それが直接原因で亡くなる方は増加しなくなったのは事実でしょう。そのかわり、以前に脳血管疾患にかかった人が年齢を重ねて、最終的に肺炎で死亡する例がかなり増加したのではないかと思います。

3．年齢別死亡原因

表4−1に厚生労働省が発表している年齢別に見た死亡原因を示します。総数では、上述のように①悪性新生物、②心疾患、③肺炎、④脳血管疾患、

表4-1. 年齢別に見た死亡原因（厚生労働省）.

年齢	第1位	第2位	第3位	第4位	第5位
総数	悪性新生物	心疾患	肺炎	脳血管疾患	老衰
0歳	先天奇形等	呼吸障害等	乳幼児突然死症候群	出血性障害等	不慮の事故
1～4	先天奇形等	不慮の事故	悪性新生物	心疾患	肺炎
5～9	悪性新生物	不慮の事故	先天奇形等	その他の新生物	肺炎
10～14	悪性新生物	自殺	不慮の事故	先天奇形等	心疾患
15～19	自殺	不慮の事故	悪性新生物	心疾患	その他の新生物
20～24	自殺	不慮の事故	悪性新生物	心疾患	脳血管疾患
25～29	自殺	悪性新生物	不慮の事故	心疾患	脳血管疾患
30～34	自殺	悪性新生物	不慮の事故	心疾患	脳血管疾患
35～39	自殺	悪性新生物	心疾患	不慮の事故	脳血管疾患
40～44	悪性新生物	自殺	心疾患	脳血管疾患	不慮の事故
45～49	悪性新生物	自殺	心疾患	脳血管疾患	肝疾患
50～54	悪性新生物	心疾患	自殺	脳血管疾患	不慮の事故
55～59	悪性新生物	心疾患	脳血管疾患	自殺	不慮の事故
60～64	悪性新生物	心疾患	脳血管疾患	自殺	不慮の事故
65～69	悪性新生物	心疾患	脳血管疾患	肺炎	不慮の事故
70～74	悪性新生物	心疾患	脳血管疾患	肺炎	不慮の事故
75～79	悪性新生物	心疾患	脳血管疾患	肺炎	不慮の事故
80～84	悪性新生物	心疾患	肺炎	脳血管疾患	老衰
85～89	悪性新生物	心疾患	肺炎	脳血管疾患	老衰
90～94	心疾患	悪性新生物	老衰	肺炎	脳血管疾患
95～99	老衰	心疾患	肺炎	脳血管疾患	悪性新生物
100歳以上	老衰	心疾患	肺炎	脳血管疾患	悪性新生物

平成27年人口動態統計月報年計（概数）の概況
http://www.mhlw.go.jp/toukei/saikin/hw/jinkou/geppo/nengai15/dl/gaikyou27.pdf

および⑤老衰、となっています。これを年齢層別に見ると、10歳代から30歳代の**若年層では自殺や不慮の事故**が上位を占め、病気に罹患するのではなく、社会的問題が直接の死因になることに大きな問題点があります。**40歳以降は悪性新生物**が第1位を占めるようになり、病気に罹患せず健康で天寿を全うする老衰は80歳以上で第5位に現れてきます。現在、住民基本台帳による100歳以上の高齢者数は6万人を超えていますが、人口動態での死亡は100歳以上がほとんどで、その原因が老衰である社会をめざすのが医療における究極の目標と言えるでしょう。

4．平均寿命と健康寿命

　厚生労働省の発表では、2015 年、日本人の**平均寿命は女性87.05 歳、男性も 80.79 歳**で、いずれも過去最長になったそうです。2011 年は東日本大震災の影響で短縮したけれども、それが回復傾向にある、非常に喜ばしいことであると報道されていました。

　しかし、平均寿命が延びることが本当に人類にとって単純に喜ばしいことでしょうか？　平均寿命は生きている人のすべてを対象として算出されていますので、この中には意識がない、人工呼吸器を装着している、あるいは自分で摂食できないためチューブ栄養を続けているなど、すべての人を含んでいます。ともかく少しでも寿命を延長させたいなら、あらゆる手段を用いれば平均寿命はさらに延長するでしょう。しかし、それが本当に正しいのか、医療器具を用いて生きながらえさせていることで、その人の人間としての尊厳を保っているのか、と考えるとはなはだ疑問が残ります。

　一方、大病にかからないで普通の日常生活を送ることができる期間のみを示しているのが**健康寿命**です。これには寝たきりであったり、集中的医療によって生存している人などを含みません。つまり、**健康寿命は平均寿命マイナス病気の期間**、ということになります。平均寿命と健康寿命のどちらが人類にとって大切か、というと言うまでもなく健康寿命です。平均寿命を延ばすより、健康寿命を延ばすことがはるかに大切で、そのためには病気の期間を少しでも短くすることが重要です。高齢者の生活や病気を研究する「老年医学」という学問分野がありますが、この学問の究極の目標は、すべての人が少しでも病気の期間を短くすることです。**健やかに老い、天寿を全うして死を迎える**ことができるように精進することが、すべての医療人に求められていることだと思います。

第5章

医療と健康

1．健康とは

　健康の定義として一般に知られているのは、世界保健機関（WHO: World Health Organization）憲章の前文にある文章です。WHO は、人間の健康は基本的人権のひとつであるとして、これを達成するため 1948 年、スイスのジュネーヴに本部をおいて設立された国際連合機関です。その WHO によると、「**健康とは、完全に、肉体的、精神的および社会的に良好な状態であり、単に疾病または病弱の存在しないことではない**（Health is a state of complete physical, mental and social well-being and not merely the absence of disease or infirmity）」と定義されています。つまり、単に医学的に身体に異常がないというだけではなく、社会的にも精神的にも良好な状態を健康だと定義しており、「健康」の要素に身体的、精神的要素に加えて社会的要素が追加されています。人は身体が健康というだけでなく、精神的・社会的にも安定した生活を送る権利を持つ、言い換えると、すべての人が幸せな生活を送る権利を持つということになります。

2．ヘルスプロモーション

　人々が健康を維持して有意義な人生を送るために、どのような方策を立案していけばよいのか、という考え方は時代とともに少しずつ変化してきまし

た。1970年代まで、健康は各人が規則正しい健康的生活をすることが基本である、つまり病気にならないために自己管理を徹底することが原則であるという**プライマリー・ヘルスケア**のシステムを確立する取り組みが中心でした。しかし、健康増進は個人の努力だけでは成り立ちません。個人的な健康生活習慣づくりとともに、「健康生活の場づくり」ともいうべき社会科学的アプローチが必要です。そこで1986年、カナダのオタワで開催されたWHOの国際会議で採択された**オタワ憲章**では、**ヘルスプロモーション**という新たな現代生活観の理念が取り上げられました。

　ヘルスプロモーションをそのまま和訳すると「健康増進」となり、誤解を招く可能性があります。WHOが提唱するのは「ヘルスプロモーションとは、人々が自らの健康をコントロールし、改善できるプロセスである」という定義です。つまりヘルスプロモーションは、**健康を増進させるだけでなく、それまでのプロセスが重要**であるという意味を含みます。プロセスとは、健康状態を改善するための教育や環境改善などの社会的支援をあわせて行うということです。具体的な活動として、健康的公共政策の確立、それを支援する環境の創造、地域活動の強化、個人スキルの開発、保健医療サービスの見直しの5つがあげられており、これらを有機的に連携することで健康を作り上げてこうとするものです。

3．日本における健康づくり対策

　1978年、日本では旧厚生省によって「第一次国民健康づくり対策」がスタートし、生涯を通じる健康づくりの推進（成人病予防のための一次予防の推進）や、健康づくりの3要素（栄養、運動、休養）の健康増進事業の推進などが展開されました。

　その後1988年からは「第二次国民健康づくり対策」（アクティブ80ヘルスプラン）にて、第一次国民健康づくり対策で遅れていた運動習慣の普及に重点を置いた健康増進事業が推進されました。

　2000年からは「第三次国民健康づくり対策」（21世紀における国民健康づくり運動［**健康日本21**］）として、一次予防の重視と健康寿命の延伸、生活の質の向上、個人の健康福利を支援する社会環境づくり、保健医療水準の

指標となる具体的目標の設定および評価に基づく健康増進事業の推進などが基本方針となって展開されてきました。

そして2013年からは、「第四次国民健康づくり対策」(健康日本21［第2次］) として、健康寿命の延伸や健康格差の縮小、生活習慣病の発症・重症化予防、社会生活を営むために必要な機能の維持・向上（特にメンタルヘルス)、健康を支えるための社会環境整備（健康なまちづくり）などが展開されています。

4．予防医学

第4章2でも学んだように、日本人の死亡原因の多くはガンなどの悪性新生物や心疾患、脳血管疾患などの生活習慣病で占められています。このため健康づくりには、病気になった後に治療を行うだけではなく、病気になる前の予防や再発の防止などに重点を置くことも重要だと考えられます。このように、健康の増進、疾病の予防、再発の予防や機能回復などに焦点をおいた医学を予防医学と言います。

(1) 予防医学の意義

医療が進歩した現在、今まで救命することが困難であった疾患、あるいは不治の疾患であったものが、先進医療によって制御されることがよく見られるようになりました。しかし、疾患にかかってからそれを最新の医療で治療しにかかるよりも、疾患にならないような方策を立てていくほうがよいことは明らかです。これからの究極の医学・医療は病気の予防である、ことばを換えると、**予防医学こそ最先端の医学・医療である**と言うことができます。また、不幸にして病気が発生してしまっても、これを早期に発見し、早期に治療することが重要です。例えば、胃ガンを例にとって考えると、早期胃ガンなら適切に治療すれば90％以上治すことができますが、進行胃ガンになってしまうと50％は完全には治りません。どのような疾患でも、もしそれが発生していても、早期に発見して治療することが大切なのです。

（2）予防医学の分類

　病気にならないような健康生活をする、病気の予防接種を積極的に受けるなど、病気になること自体を防ぐのが本来の予防医学です。しかし、どれだけ注意していても病気になることはあります。あるいは、不可抗力で病気の発生を完全に抑止することが困難な場合もあります。その時には病気が悪化する、あるいはそれが原因でさらに重症の病気になることを防ぐのも予防医学です。さらに重症の病気に陥ったとしても、救命することができた時、その病気の再発を予防する、あるいは合併症や後遺症を予防し、発症前の状態にできるだけ近づけることも必要です。そこで、予防医学では、表5-1に示すように、一次予防、二次予防、そして三次予防と3段階に分類しています。

　具体的な病気の例で考えてみましょう。糖尿病はインスリンというホルモン作用が不足して、血液中のブドウ糖（血糖値）が高値となり、さまざまな合併症を引き起こします。多くの糖尿病は代表的な生活習慣病のひとつで、乱れた生活習慣と遺伝的素因が発症原因となりますが、これを2型糖尿病と言います。乱れた生活習慣とは、カロリーの摂りすぎ、運動不足あるいは休息・睡眠不足などですが、これを修正して糖尿病発症を予防しようとするのが一次予防にあたります。しかし、糖尿病になってしまうと、これによる網膜症、腎障害、神経障害といった三大合併症や、心筋梗塞、脳梗塞などの大血管障害の危機が迫ります。この危機を抑止するため糖尿病治療が開始されますが、この治療が二次予防です。さらに、合併症になってしまった場合、

表5-1．予防医学の分類．

一次予防
　　健康な人を対象に、発病そのものを予防する取り組み（健康増進、疾病予防）
　　生活習慣改善、健康教育、環境衛生の改善、予防接種、事故・災害の防止などを含む。

二次予防
　　すでに疾病を有している人あるいは病気の存在が明らかでない場合を対象に、症状が出現する前の早期発見・早期治療を行う取り組み。
　　婦人科検診、胃検診などのガン検診を含む。

三次予防
　　症状が出現した人を対象に、重症化や合併症の予防、後遺症の予防などを行う取り組み。
　　リハビリテーションによる機能回復訓練や再発防止策、社会復帰促進策などを含む。

それぞれの疾患を治療して、もとの状態に戻すための医療が行われ、これが三次予防というわけです。

　糖尿病などの生活習慣病だけではありません。感染症やガンなども予防医学の対象になります。例えば、肝ガンの多くは、Ｃ型肝炎ウイルス感染が原因で発症する例が多いのです。Ｃ型肝炎ウイルスに感染して急性肝炎から慢性肝炎になり、さらに進行すると肝硬変という状態に陥ってしまいますが、肝硬変になると肝ガンが合併する確率が高くなります。そうすると、根本的な肝ガンの予防はウイルス感染の予防なのですが、実際にはこれが困難な場合が多いのです。Ｃ型肝炎ウイルス自体がよく知られていなかった 40 年〜 50 年前に、知らない間に感染してしまった場合はどうするのかというと、ウイルスを除外して肝硬変や肝ガンを予防することが可能になりつつあります。それに用いられるのが抗Ｃ型肝炎ウイルス薬で、現在この治療が確立されてきました。

　このように、さまざまな疾患に対するすべての医療・処置は疾患を治すためだけではなく、その疾患が次の段階へ悪化することを予防するために行われているのです。**すべての医学・医療は予防医学である**と言うことができるでしょう。

（3）健康診断と検診

　健康の保持と増進のためには、自分の身体の状態を調べて正しく把握し、もし何らかの異常があった場合には、何らかの対策を立てなければなりません。表５−１の内容表記で気づいたと思いますが、身体の状態を調べるための検査には「健康診断（健診）」と「検診」があります。

　健康診断（健診）とは健康であるということを診断するものであり、健康状態を大まかに知るための検査であって、特定の病気について検査するものではありません。ただし、検査結果に何らかの異常があった場合、障害が起こっている臓器をある程度は推測することができるため、病気を発見する手掛かりになります。健康診断には、法定健診といって法律で決められていて必ず受けなければならないものと、任意で自由に個人の意志で受けられるものとの２種類があります。人間ドックは、個人の意志で受ける健康診断の代表的なものです。なお、法律で決められている健康診断の場合、法律によっては「健康診査」とよぶことがあります。

これに対して検診とは、特定の病気を発見するための検査で、ガン検診や婦人科検診などがこれにあたります。一般的には、健康診断、検診はいずれも二次予防に含まれると考えられます。しかし、健康診断については、自分の健康状態を知り、生活習慣の改善を図るという意味において、一次予防の側面もあります。

■ 参考文献 ||||||||||||||||||||||||||||||||||||||||||||||||||||||||||||||||||||||||||||||||||||||||||

一般財団法人厚生労働統計協会（2016）、『厚生の指標増刊　国民衛生の動向　2016/2017（63巻、9号』、一般財団法人厚生労働統計協会
千代豪昭・黒田健二（2012）、『学生のための医療概論　第3版補版』、医学書院
和田雅史・齋藤理砂子（2016）、『健康科学　ヘルスプロモーション』、聖学院大学出版会

第6章

医療安全

　第3章で学んだように、医療は人の身体を傷つける「侵襲」という行為を含んでいます。そのため、医療者は細心の注意を払って医療を行わなければなりません。しかし、現実には、残念ながら薬剤の取り違えや手術のミスなど、さまざまな医療事故があちこちの医療現場で起こっています。医療の進歩とともに医療技術や医療システムが高度化・複雑化していることも原因のひとつですが、医療者の単純な人為的ミスによるものも多くあります。この章では、医療事故の現状や背景、事故防止策などについて詳しく学びましょう。

1．医療安全の意識

　日本で医療安全に対して積極的に取り組みを始めるようになったのは、比較的最近になってからです。1999年、2つの重大な医療事故が相次いで発生したことがきっかけとなり、医療安全の必要性が強調されるようになりました。ひとつ目の事件は、1999年1月のY大学病院での患者取り違え事件です。肺の手術を控えていた患者と心臓の手術を控えていた患者を、病棟から手術室へ引き継ぐ際に取り違えてしまい、2人には本来行われるはずだった手術とは異なる手術（肺の手術を受けるはずの患者に心臓の手術、心臓の手術を受けるはずの患者に肺の手術）が行われてしまったのです。またその1カ月後には、H病院にて患者に誤って消毒薬が点滴投与され、患者が死亡するという事故が起こりました。これら大きな2つの事故がきっかけとなり、

医療を安全に実施するための対策が必要との意識が高まりました。

一方、同じ 1999 年の 11 月、IOM（Institute of Medicine: 米国医学研究所）の委員会から "**To err is human：Building a Safer Health System**"（「人は誰でも間違える：より安全な医療システムを目指して」）との報告書が出されました。アメリカでは、1970 年代頃からすでに医療事故低減に向けての対策は講じられてきていましたが、それでもこの当時、年間 4 万 4 千人から 9 万 8 千人の患者が医療事故により死亡しているという事実がこの報告の中で明らかにされました。そして、医療は人が行うものであり、**人は間違いをおかすものである**ため、**間違うことを前提とした医療事故防止対策**を講じることが必要であると報告しています。さらに、そのためには医療者個人や医療機関だけでなく、政府や国民全体で医療事故防止に取り組んでいく必要性があるとしています。この報告をきっかけにして、世界的にも医療安全に対する意識が広まっていきました。

日本では、厚生労働省が 2001 年を「患者安全推進年」と位置づけ、医療安全推進のための企画、立案などを行うため、2001 年 4 月に医政局総務課に「医療安全推進室」が設置され、医薬局（現・医薬食品局）安全対策課には「安全使用推進室」が設置されました。さらに 9 月には、医療機関で働くすべての職員を対象として、厚生労働省が「**安全な医療を提供するための 10 の要点**」を公表しました。これは、患者に安全な医療サービスを提供するために、医療機関における医療安全に関する基本的な考え方を標語の形式でまとめたもので、下記があげられています。

① 根づかせよう安全文化 みんなの努力と活かすシステム
② 安全高める患者の参加 対話が深める互いの理解
③ 共有しよう 私の経験 活用しよう あなたの教訓
④ 規則と手順 決めて 守って 見直して
⑤ 部門の壁を乗り越えて 意見かわせる 職場をつくろう
⑥ 先の危険を考えて 要点おさえて しっかり確認
⑦ 自分自身の健康管理 医療人の第一歩
⑧ 事故予防 技術と工夫も取り入れて
⑨ 患者と薬を再確認 用法・用量 気をつけて
⑩ 整えよう療養環境 つくりあげよう作業環境

医療機関においては、これらの標語を参考にして組織的な取り込みを行うことが必要であり、同時に医療者1人ひとりがこれら基本的な考え方を理解し、日々の業務に活かしていくことが求められます。

その後もさまざまな医療安全対策が講じられ、最近の大きな動きとしては、2015年10月から「**医療事故調査制度**」がスタートしました。この制度は、「医療事故が発生した医療機関において院内調査を行い、その調査報告を民間の第三者機関（医療事故調査・支援センター）が収集・分析することで再発防止につなげるための医療事故に係る調査の仕組み等を、医療法に位置づけ、医療の安全を確保するもの」（厚生労働省HPより）です。ただしこれは、すべての医療事故を対象とするものではなく、対象は「医療に起因し、または起因すると疑われる死亡または死産」で、「管理者が予期しなかったもの」となります。なお、過失の有無は問われません。

２．医療事故と医療過誤

医療の過程で何らかの健康被害が生じた場合、その内容によっていくつかの用語が使い分けられており、安田によると下記5つがあげられています。

① **有害事象**：診療に伴い発生した不利益を包括して示す用語
② **副作用**：医薬品と直接因果関係のある有害事象
③ **合併症**：処置、手術に伴い一定頻度で発生することが認められている有害事象
④ **医療事故**：診療目的と直接関係のない有害事象
⑤ **医療過誤**：過失のある有害事象

④と⑤に関しては、厚生労働省や国立病院機構、日本医師会などによってさらに詳しく定義されていますが、それぞれで少しずつ異なっています。ここでは、厚生労働省による分類を用いて主な定義を見ていきましょう。本書でもこの定義を使用することとします。

① **医療事故**：医療に関わる場所で医療の全過程において発生する人身事

故一切を包含し、医療従事者が被害者である場合や廊下で転倒した場合なども含む。
② **医療過誤**：医療事故の発生の原因に、医療機関・医療従事者に過失があるものをいう。
③ **アクシデント**：通常、医療事故に相当する用語として用いる。
④ **インシデント**：日常診療の場で、誤った医療行為などが患者に実施される前に発見されたもの、あるいは、誤った医療行為などが実施されたが、結果として患者に影響を及ぼすに至らなかったものをいう。同義として「**ヒヤリ・ハット**」。

また、アクシデントとインシデントは、表6-1（国立病院機構の資料より）のように患者への影響のレベルによって区別される場合もあります。

表6-1．事故による患者への影響レベル．

影響レベル	内容	障害の程度および〔継続性〕
レベル0	誤った行為が発生したが、患者には実施されなかった場合（仮に実施されたとすれば、何らかの被害が予想された）	なし
レベル1	誤った行為を患者に実施したが、結果として患者に影響を及ぼすに至らなかった場合	なし
レベル2	行った医療又は管理により、患者に影響を与えた、又は何らかの影響を与えた可能性がある場合	なし
レベル3a	行った医療又は管理により、本来必要でなかった簡単な治療や処置（消毒、湿布、鎮痛剤投与等の軽微なもの）が必要となった場合	軽度〔一過性〕
レベル3b	行った医療又は管理により、本来必要でなかった治療や処置が必要となった場合	中・高度〔一過性〕
レベル4	行った医療又は管理により、生活に影響する重大な永続的障害が発生した可能性がある場合	高度〔永続的〕
レベル5	行った医療又は管理が死因となった場合	死亡

※影響レベル3aまでが「ヒヤリ・ハット事例（＝インシデント事例）」、レベル3b以上が「医療事故事例」

医療事故と聞くと、医療機関や医療者に何らかのミス（過失）があったようなイメージを持つかもしれませんが、それは誤りです。前述のように、過失によって患者に被害が及んだものは医療過誤であり、**医療事故という言葉は過失がなかった場合もあった場合も含め、医療に関わるすべての事故を指す**ということに注意してください。

3．医療事故等の現状

　では、現在の日本の医療現場では、実際にどのくらいの医療事故等が発生しているのでしょうか。現在では、公益財団法人日本医療機能評価機構によって、医療事故事例やヒヤリ・ハット事例の収集と分析が行われています。2004年10月からは、大学の附属病院や国立病院、特定機能病院などで起こった医療事故は、医療法施行規則第12条に基づいてこの機構への報告が義務づけられました。医療事故事例はこれらの報告義務のある医療機関と任意参加の病院からの報告により、ヒヤリ・ハット事例は任意参加の病院からの報告により情報収集が行われています。

　日本医療機能評価機構の報告によると、2015年に報告のあった医療事故事例は合計で3,654件、そのうち死亡事故事例は352件（9.6％）発生していました。また、ヒヤリ・ハット事例は発生件数情報の報告数が784,190件、事例情報の報告数が30,271件にのぼっています。さらに、医療事故事例と、ヒヤリ・ハット事例のうちの事例情報の報告例における2015年の発生状況は図6-1、図6-2、図6-3、図6-4のようになっています（当事者の職種や発生要因は複数回答が可能）。

　医療事故事例では当事者の職種では**看護師（47.7％）と医師（45.7％）がほぼ半数ずつ**となっているのに対して、**ヒヤリ・ハット事例では看護師が79.8％と8割近く**になっています。また、事故の概要については、**医療事故事例では療養上の世話が35.6％、治療・処置が30.4％と多く**を占め、薬剤は7.1％であるのに対して、**ヒヤリ・ハット事例では薬剤が39.9％と最多**となっています。しかし、医療事故、ヒヤリ・ハットいずれの事例においても、発生要因の多くは「確認を怠った」「観察を怠った」「判断を誤った」「連携ができていなかった」などを含む**「当事者の行動に関わる要因」**と、「技術・

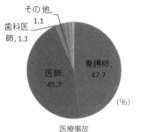
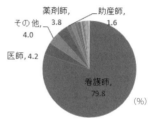

図6-1．当事者の職種．

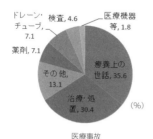
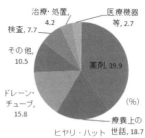

図6-2．事故の概要．

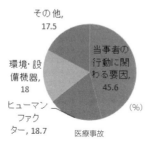
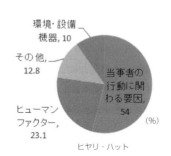

図6-3．発生要因．

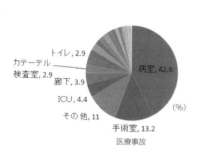
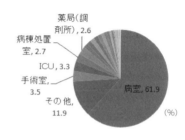

図6-4．発生場所．

手技が未熟だった」「知識が不足していた」などを含む「**ヒューマンファクター**」で占められており（両者の合計は医療事故事例では64.3%、ヒヤリ・ハット事例では77.1%)、これらは医療者の知識や技術の向上、医療者同士の連携によって防止することができる事例と言えるでしょう。事故の発生場所では、医療事故事例、ヒヤリ・ハット事例ともに**病室での発生が最も多く**なっていますが、医療事故事例では手術室での発生が病室に次いで多くなっています。

　前述のようにヒヤリ・ハット事例の中では薬剤に関するものの頻度が高く、**投与対象患者・薬剤・用量などの間違い**によるものがあります。薬剤投与の際には、処方を指示する医師、指示通りに調剤する薬剤師、薬剤を患者に投与・配薬する看護師など複数の職種が関わっています。医療者個人の不注意によるものだけではなく、医療者間での情報伝達の際にも間違いが生じる可能性があり、ヒヤリ・ハットなどの事例が起こりやすくなっていることが考えられます。このため、薬剤による事故防止のために「**５R（６R）**」が推奨されています。これは、「正しい患者（Right Patient）、正しい薬剤名（Right Drug）、正しい量（Right Dose）、正しい投与経路（Right Route）、正しい時間（Right Time）、（および正しい目的［Right Purpose］)」の5つあるいは6つの頭文字（R）を取ったものです。各医療者がこれらを十分に確認するだけではなく、患者自身と一緒に確認するなど、何重にもわたって確認を行い、事故が起こらないように注意しましょう（「安全な医療を提供するための10の要点」の⑨)。

４．医療事故の防止

　医療事故はどのようにして防いだらいいのでしょうか。
　前述の通り、医療事故には医療者などの過失による医療過誤と、医療者などに過失がない事故の2種類が含まれています。医療過誤は医療者の知識や技術の未熟さや不注意、医療設備の不具合・不十分な整備などが原因となって発生すると考えられます。このため、医療者の知識や技術を向上させることや医療設備の整備や充実によって、ある程度は医療事故の発生を防止することができます。しかし残念ながら、不可抗力により発生する事故も存在するため、それだけでは医療事故を完全にゼロにすることは不可能です。そ

こで、限りなくゼロに近づけるよう、次に述べるようなさまざまな対策を講じて医療の安全を構築していくことが必要です。

（1）ハインリッヒの法則

　この法則は「1：29：300の法則」ともいわれ、重大な事故の発生を防止するための考え方の基となる経験則です。1929年、アメリカの保険会社に勤務するハインリッヒという安全技術者が、労働災害を調査・分析した結果、「1件の重大な事故や災害が発生した場合、同じ事故原因による軽微な事故や災害がすでに29件起こっており、さらに事故には至らなかったものの、ヒヤリとしたりハッとした事例（ヒヤリ・ハット事例）が300件ある」との報告を出しました。このことより、重大な事故や災害を防止するためには、その同じ原因による軽微な事故やヒヤリ・ハット事例を分析し対策を立てることが有効であるということがわかります。つまり、「**失敗から学ぶ**」ことが事故防止には大切なのです。ハインリッヒの法則は労働災害に関しての法則ですが、医療における事故でも同様のことが言えるでしょう。そこで、医療事故防止のためには、次に述べるインシデント・アクシデント報告書が重要となってくるのです。

（2）インシデント・アクシデント報告書

　インシデントやアクシデントの起こった状況などを記載した報告書のことを、それぞれインシデント報告書、アクシデント報告書（医療事故報告書）とよびます。また、両者をまとめてインシデント・アクシデント報告書（IAレポート）とよぶこともあります。報告書は、何らかのインシデントやアクシデントが起こった際に、当事者などが発生時の状況や対応、患者への影響、考えられる発生原因と対策などについて記載し、医療機関のリスクマネジメント委員会などに提出するものです。これらの報告を収集・分析し、再発防止策を立案・実行することによって医療事故の低減が期待できます。より詳細に分析を行い具体的な防止策を構築できるよう、報告書には当事者については職種や経験年数・配属年数など、患者については年齢や病名、入院後の日数など、事故については発生場所や時間帯、事故のレベルなど、詳細に記載した上で原因の自己分析・再発防止策についても記載します。

　これらの報告書の目的は、あくまでも医療事故の再発防止であり、当事者

の責任を追及するためのものではありません。このため、当事者が特定されないように**匿名化**するようになっています。大切なのは次にもう一度**同じような事故が起こらないこと**であり、**個人を責めても何の意味もありません。**

　これは、「安全な医療を提供するための10の要点」③の具体的方策のひとつです。なお、前述のように、医療事故事例とヒヤリ・ハット事例では当事者の職種や事故の概要の内訳が大きく異なっているものもあり、単にヒヤリ・ハット事例を分析するだけでは、すべての医療事故を防止するのは難しい可能性もあります。

（3）医療事故防止のための仕組み

　事故を起こさせないための仕組みとして代表的なものに、「**フェイルセーフ（fail safe）**」や「**フールプルーフ（fool proof）**」があります。人はミスをおかすものである、ということを前提にした事故防止対策です。これらは「安全な医療を提供するための10の要点」①や⑧の方策のひとつになります。

　フェイルセーフとは、何らかのミスや誤作動が生じた場合に、システムや機械を常に安全な方向に導く仕組みのことです。例えば、石油ストーブが倒れた時、自動的に消火するような仕組みになっていたり、鉄道の踏切の遮断機は停電した場合には下がるように設計されていたりするのがフェイルセーフです。医療においては、停電が起こり生命維持管理装置や手術室などの医療機器に電力が供給されなくなった場合に、速やかにバックアップによる送電が自動的に開始されるような仕組み（非常電源設備）が例としてあげられます。

　一方、フールプルーフとは、誤った操作を行おうとしても行えない、あるいは誤った操作を行っても危険が生じないような仕組みのことです。例えば、自動車を動かそうとする際、ギアがパーキングではなくドライブの位置にある場合はエンジンがかからないようになっていたり、洗濯機は扉が閉まっていない状態では運転が開始されないようになっているのがフールプルーフです。医療における例としては、病室や手術室の壁には酸素や空気などの医療ガスの取り出し口が取り付けられていますが、それぞれには形状の異なる接続部が使用されているため、誤ったホースを接続できないようになっていることなどがあげられます。

　これらの仕組みの他、医師が電子カルテ上で薬剤処方のオーダーを入力す

る際、過剰な量が入力された場合には警告画面が出現するようなシステムや、入院中の患者にバーコードが印刷されたバンドを装着してもらい、検査や薬剤投与の際には必ずバーコードを読み取って本人確認を行うようなシステムも一般化してきています。当然ながら、これらのシステムに加えて、複数の医療者による確認（**ダブルチェック**）を行うことや、それらの**確認を患者自身に一緒に**行ってもらうなど、何重にもわたる事故防止の対策が必要です。

　薬剤の取り違えによる医療事故を防ぐための取り組みとしては、名称が似ている薬剤や外観が似ている薬剤に対して、あらかじめ何らかの対策を行っておくことが必要です。例えば、糖尿病治療薬の「アマリール」と高血圧治療薬の「アルマール」は、その名称が似ているために薬剤取り違えによって死亡例を含む重大な医療事故事例やヒヤリ・ハット事例が発生し、「アルマール」の名称が別の名称に変更されました。また、注射薬のアンプルや内服薬の包装が似ているために薬剤を取り違えたという事例の報告も後を絶ちません。これらの事故を防止するためには、製薬会社側が薬剤の形状について変更を検討する他、医療機関や薬局の側で外観が類似している薬品の保管場所をあらかじめはっきりと分け、それぞれを離れた場所に保管しておくなど、組織としての取り組みも必要です。もちろん、個々の医療者が薬品名をしっかりと確認することや、ダブルチェックによる薬剤の確認を行うことが重要であることは言うまでもありません。

（4）情報の収集

　日本医療機能評価機構からは、年4回の報告書や年1回の年報などによって、医療事故事例やヒヤリ・ハット事例の数や内訳についての報告の他、いくつかの重要テーマについては分析や改善策などが報告されています。また特に周知すべき内容については月1回程度、医療安全情報を発信しており、日本医療機能評価機構のHPからも確認できます。さらに、上記の医療事故事例、ヒヤリ・ハット事例の収集・分析とは別に、薬局ヒヤリ・ハット事例の収集・分析も行われており、ここでも同様にさまざまなデータの報告や重要テーマの分析などの情報発信がなされています。医療者1人ひとりがこういった情報に対しても常に注意を払い、医療安全に取り組んでいくことが必要です。

（5）コミュニケーション・チーム医療

　医療事故を防止するためには、**医療者間におけるコミュニケーションやチーム医療も重要なポイント**となります。行う医療について複数の医療者が違った視点から確認することができるため、チーム医療は医療事故を未然に防ぐひとつの有効な方法となるのです。しかし、人間関係が良好でなかったり、職位間・職種間で壁が生じていたりすることで、コミュニケーション不足の状態に陥っている場合は、何か疑問を感じてもそれを口に出して確認することができないなどの事態が生じ、医療事故が発生しやすい状況が作り出されてしまいます。また、たとえ良好な人間関係が築かれていたとしても、「相手がやってくれるだろう」というような都合のよい思い込みや、「これはきっとこういう意味だろう」というような勝手な思い込みによって確認を怠るようなことも、絶対に避けなければなりません。医療職種間には、それぞれの専門課程における教育内容の違いによって、ただでさえ言葉や認識にギャップもあります。チーム内では、**常に速やかで正確な情報伝達や情報の共有**を行い、**コミュニケーションや確認**を十分にとることが必要です。

　また、普段から患者とのコミュニケーションを十分にはかり、患者が少しでも疑問を感じたり質問がある時には、すぐに医療者に問える環境を作っておくことも医療事故を防ぐひとつの対策となります。普段から医療の内容について患者に説明を行い、また相互に良好な関係を築いていれば、もし医療者が投与薬や検査・処置などについて間違いをおかしそうになった場合でも、患者自身がそれに気づき、それを指摘してくれれば、重大な事故の発生を防止することができるからです。なお、チーム内の声かけ、指摘し合える雰囲気作りは「安全な医療を提供するための10の要点」⑤に、患者とのコミュニケーションは「安全な医療を提供するための10の要点」②にあげられています。

　さらに，情報伝達の際には**相手にわかりやすいはっきりとした形**で伝えることも重要です。医療現場では指示や依頼は用紙や電子カルテ上に記載、入力することが原則ですが、その内容をさらに口頭で伝達を行う場合もありますし、緊急時等のやむを得ない状況下では記載するよりもまず口頭で伝達する場合があります。その際、例えば「先ほどの患者さんにあの点滴を投与してください」などのような言い方では、相手が勘違いしてしまう恐れが非常に高くなります。「○○××さんに、△の点滴を□ml投与してください」

のように、具体的で確実な形で伝えなければなりません。また、最近では診療録や処方せんも電子カルテ上での入力となっている医療機関も多いですが、時には用紙に記入することもあるでしょう。その際、誰もが読める字で丁寧に記載することが必要です。例えば、「1」なのか「I」なのかわからないような文字や、「0」か「6」かが区別しづらい数字などは問題外です。

5．医療事故への対応

　万全の対策を取っていたとしても、医療事故は発生する可能性があります。万が一事故が起きてしまった場合、まず**最優先に行うべきことは、何より患者の生命・健康・安全**を確保することです（注：患者ではなく、医療者が被害者となる場合もあります）。患者の傷害を最小限にとどめるため、救命処置に全力を尽くさねばならないことは言うまでもありません。患者および家族には誠意を持って**事故の説明**を行うことが不可欠ですが、この際の説明には当事者だけではなく部門の責任者や医療機関の管理者なども同席します。説明の際には事故の状況や考えられる原因、事実関係についてその時点でわかっていることに加えて、今後起こる可能性のある症状やその場合の対応策などについても説明します。

　事故発生直後には、医療機関内の**医療安全管理室に報告**を行うと同時に、事故が起こった**現場の保全**を行わなければなりません。使用した医薬品や医療機器などは廃棄せず、そのまま保存しておきます。これらは原因究明の手がかりになるとともに、調査の際には証拠品として提出する必要があるからです。万が一にも証拠隠しと誤解されないよう、不用意に現場の状況を変えないよう注意が必要です。

　事故の状況やその後の経過、患者および家族への説明内容などは、**診療録や看護記録等に時系列で詳細に記載**しておきます。また、事故の内容について速やかに医療事故報告書を作成し、医療安全管理室など医療機関内の担当部署に提出します。なお、前述の「医療事故調査制度」の対象となる医療事故については、事故の原因究明・再発防止のために院内調査を実施し、結果を遺族や医療事故調査・支援センター（日本医療安全調査機構）へ報告します。

　医療事故が発生すると、当事者はもちろん、所属する部門や医療機関にも

緊張や混乱、動揺が生じがちです。事故発生の際にも速やかに適切な行動・連携が行えるよう、普段から医療事故発生時の対応について話し合い、リスクマネジメント委員会などでマニュアルを整備しておき、それを各医療者に十分に周知しておくことが重要です。

　医療の目的は患者の健康やQOLの向上です。その医療の現場で患者に傷害を与えてしまうような事態を起こさないよう、医療者1人ひとりが自己の知識やスキルを向上するとともに、さまざまなシステムや組織での取り組み、国の制度などを活用して医療安全の向上につとめましょう。

■ 参考文献
横浜市立大学（1991）、「横浜市立大学医学部附属病院の医療事故に関する事故調査委員会報告書」（http://www.yokohama-cu.ac.jp/kaikaku/bk2/bk21.html、2016.11.23 確認）
コーン・コリガン・ドナルドソン（編）、医学ジャーナリスト協会（訳）（2000）、『人は誰でも間違える－より安全な医療システムを目指して－』、日本評論社
厚生労働省、医療安全対策検討会議ヒューマンエラー部会「安全な医療を提供するための10の要点」（2001）（http://www.mhlw.go.jp/topics/2001/0110/dl/tp1030-1a.pdf、2016.11.23 確認）
厚生労働省HP、医療事故調査制度について（http://www.mhlw.go.jp/stf/seisakunitsuite/bunya/0000061201.html、2016.11.23 確認）
厚生労働省、医療安全対策検討会議「医療安全推進総合対策～医療事故を未然に防止するために～」（2001）（http://www.mhlw.go.jp/topics/2001/0110/dl/tp1030-1c.pdf、2016.11.23 確認）
独立行政法人国立病院機構『「独立行政法人国立病院機構における医療安全管理のための指針」見直しについて』（2007）（https://www.hosp.go.jp/files/000007374.pdf、2016.11.23 確認）
公益財団法人日本医療機能評価機構「医療事故情報収集等事業平成27年年報」（2016）（http://www.med-safe.jp/pdf/year_report_2015.pdf、2016.11.23 確認）
松下由美子・杉山良子・小林美雪（編）（2016）、『ナーシング・グラフィカ看護の統合と実践②医療安全（第3版）』、メディカ出版
安田聖栄（2015）、『エッセンシャル医療安全』、金原出版株式会社

第7章

医療の倫理

1．倫理とは

（1）倫理とは何か

　最初に、倫理というものが一般的にいってどのような意味を持っているのかを明らかにしておきたいと思います。古くから「倫理とは何か」という問題は、哲学の一部門である倫理学のなかでさまざまに考えられてきました。すなわち倫理学とは倫理とは何かを考える学問分野です。さて、ここにひとつあまり明確ではない「哲学」という言葉が出てきました。ここで哲学とは「普段とうぜんと思っていることをもう一度考え直してみること」と理解してください。そうすると、哲学の一分野である倫理学とは、「普段とうぜんと思っている倫理を、もう一度考え直してみる」学問分野ということになります。

　私たちの生活は、さまざまな倫理によって支えられています。しかし、そうした倫理はいつも同じとは限りません。少し話が飛躍するように感じるかもしれませんが、「人の死」ということについて考えてみましょう。人の死については生物学的な観点から説明されることもあるかもしれませんが、倫理学のなかでもずっと主題的な問題として扱われてきました。つまり「人の死」とは倫理的問題のひとつでもあります（もちろん生きることも倫理的問題のひとつです）。これまでおそらく死ななかった人はいないだろうと思われます。そういう意味で、「人は死ぬ」ことは変わらない真実だと言えるでしょう。しかし他方で、何をもって「人が死ぬ」と言うのかはさまざまな考

え方がありうるでしょう。例えば、医療の領域で考えてみましょう。従来、「人が死ぬ」ことは心臓が停止することを意味していました。心拍の停止、自発呼吸の停止、瞳孔の散大をもって**死の三徴候**と見なしていたのです。しかし現在では、例えば脳死のように、心臓が停止するよりも前の状態で人が死ぬと考えることもできます。そうすると、「人が死ぬ」こと自体は変わっていないにもかかわらず、その具体的な内容が変わったことになります。「何をもって人が死ぬというのか」ということが倫理の問題だとするなら、現在の倫理をいつもそれが正しいのかどうか問い直してみる倫理学という営みが必要ですし、医療職としても、そうした態度を身に付けておくことが必要なことだと考えられます。

　倫理学の対象として考察されてきたものが倫理だと述べましたが、それでは倫理とは何でしょうか。次にそのことを、和辻哲郎という哲学者の説明を借りながら考えてみたいと思います。倫理という言葉は、Ethics の訳語として明治時代に採用されました。なぜ Ethics にこの倫理という語をあてたのかといえば、倫理の「倫」とは「なかま」を意味する言葉であるということがあげられます。ここで「なかま」とは、ただ 1 人ひとりの人のことを意味しているだけでなく、そうした人たちのさまざまな関わり合いをも意味しています。そうした関わり方には、何らかの決まりが作られていくこともあるでしょう。「倫」という言葉は、そういう事態を意味しています。そして、「倫理」の「理」という言葉は、「ことわり」「すじ道」を意味する語です。この 2 つの語が合成されて、倫理という言葉になっています。この 2 つの言葉の意味からして、「倫理」は**あるなかまの中で採用されているルール**と言い換えることができるでしょう。そのなかまは、生き物という共同体であったり、人間という共同体であったり、医療職という共同体であったりするかもしれません。また、医療者と患者をひとつの共同体と考えることもできるでしょう。倫理についてのごく簡単な説明は以上で終わりです。

（2）規範としての倫理

　ここでは医療倫理に関する古典ともなっている書籍からの定義を紹介します。以下の引用文では、道徳（Moral）という言葉が使われていますが、この章では、倫理と道徳は基本的に交換可能な言葉として理解してもらいたいと思います。

> 最もなじみ深い意味では、道徳は人間行為の正誤に関する規範に言及するというものである。この規範は、たいへん広く共有されているため、確固とした（普通は不完全であるが）社会的合意を形成している。道徳は、一個の社会制度として、道徳的な原理、規則、権利、徳などを含む、多くの行為基準を包含している。それらはわれわれが生まれてくる以前から存在しており、世代を超えて受け継がれてきたものである。われわれはまた、あらゆる人に当てはまる一般道徳と医師や看護師や公衆衛生の従事者といった特別な集団の構成員のみを拘束する規範を、区別することを学ぶ。（ビーチャム 2009, pp.4-5）

　まずは一般的な倫理があります。先に見たようにそれは、人間という共同体で採用されているものだと言えます。医師や看護師や公衆衛生の従事者、すなわち医療専門職者といった人たちももちろん、人間の社会に属する人たちです。そういう意味で一般的な倫理を採用し、それに従って生きていくことが求められます。しかし、医療専門職者はそれ以外の人たちとは異なる行為が許されていることもあります。例えば、医療行為は侵襲行為を伴うということをすでに学んでいると思いますが、医療職でもない人が他の人を傷つけた場合、傷害罪などで有罪判決を下されることになるでしょう。しかし、医師の場合は、他の人を傷つけたとしても、それが正当な治療行為である限りで罪に問われることはないでしょう。そうすると、医療の場面で採用されている倫理のルールは、一般の社会で採用されている倫理のルールと必ずしも同じではないということになります。

　専門職の倫理についてはもう少し後で説明することにして、ここでもうひとつ用語の説明をしておきましょう。引用文では「**規範**」という言葉が使われています。規範とは、日常的には「〜すべき、〜すべし」などといった表現で言われている事柄を指し示す言葉です。例えば「困っている人には親切にすべきだ」のように。こうした規範によって示される事柄の特徴をあげておくと、それは事実とは異なるものだということです。事実とは実際に起こっている事柄だとすると、規範は行われなかったことや、これから先に行ったほうがよいと思われることについて言われます。そしてまたそれは、実際に起こったこと（事実）よりも何らかの意味で「よい」と考えられていることを示しているはずです。従って、規範は「善さ」という価値に結びつきます。

ここまで見てきたように、倫理は規範の問題を扱うということ、そして規範と事実を区別することが重要です。例えば、ある事柄が実際に起こっているからといって、その事柄が直ちに善いものであるとは言えないでしょう。私たちはその事柄を多面的に考えて、善いとか、悪いとかの判断を下しているのです。事実をどのように評価するかというところに、倫理的判断が関わると言ってもいいかもしれません。医療の基礎となっている医学は、現代では自然科学の方法を用いてもっぱら事実に関する探求を行っていると言えるでしょうが、医学を実践に適用して行われる医療は、必ずしも事実に関わる問題だけではなく、規範に関わる問題を数多く含んでいます。例えば、この患者さんに胃瘻を造設す**べきか**？　この患者さんに延命処置を施す**べきか**？　人工妊娠中絶を行っても**よい**のだろうか？　などといった問題です。

　こうした問題については、唯一の正しい答えがあるとは限りません。言い換えるなら、複数の正しい答えがあると言えるかもしれません。このような状況は人が生きていく上でそれほど特殊なことではないでしょう。例えばみなさんが、ある大学に入学したとしましょう。入試の合格発表を見に行って、自分の受験番号を見つけたときのうれしさ、安堵感を思い出してみれば、みなさんがその大学に合格したことは正解だと思ったのかもしれません。しかし実際にその大学に入学してみると、自分が思い描いていた大学生活とは異なる生活を強いられたり、なかなか友達ができずにいたり、ということもあるかもしれません。そうした状況におかれた人は、自分がその大学に入学したことは間違いだったと思いを改めるかもしれません。反対に、必ずしも第一志望ではなかった大学に入学することになって、失敗したと思っていた人でも、いざ大学が始まって、通ってみると、その大学に馴染み、友達もたくさんできて、この大学に入って正解だったと考えるかもしれません。「大学に合格した」というひとつの事実も、その事実を理解するための枠組みが変われば、異なる評価が下されることもあります。従って、あるひとつの事実に対して、正しい解答がひとつしかないとは限らないのです。

　さて、あるひとつの事実に対して異なる評価を下す人たちがいたらどういうことが起こるでしょうか。おそらくそこには言い争いや、意見の対立が起こるでしょう。例えば、死刑制度を考えてみましょう。死刑制度に対して、それを存続させるべきだという主張をする人もいれば、死刑制度は廃止すべきだという主張をする人もいるでしょう。こうした主張は一方が完全に間

違いで、他方が一点の曇りもなく正しいということはまずないでしょう。もちろんそれぞれの主張をしている人たちは、自分の意見に間違いはないと考えているかもしれませんが。こうした場合、それぞれの人の意見を尊重して、死刑制度の存続を求める人たちには死刑制度を適用し、死刑制度を廃止すべきだと考えている人たちには死刑制度を適用しないという処置をとることはできないでしょう。ひとつの社会の中では、死刑制度を存続させるか、廃止するかいずれかの決定をしなければなりません。そうした場合、相対立する立場の人たちが自らの立場を説明し、そして相手の意見をよく聞きながら、**合意点を探していく**ことが理想的だと言えます。先の引用で規範は「社会的合意を形成している」といわれていたことは、次のことを意味していると言えるでしょう。すなわち、倫理の問題は、複数の回答がありえますが、しかし倫理はあくまでもなかま、共同体のルールに関する問題なので、それぞれの人が自分の好みの回答をすればよいということではなく、いくつかの可能な回答を比較吟味しながら、多くの人が合意できる回答を考えていくという姿勢が求められる、ということです。

　例えば、医療の場面では、患者本人、患者の家族、医療職という３つの立場が考えられるでしょう。そうした人たちが疾患というひとつの事実に立ち向かい、その疾患に関して異なる評価をしていることもあるでしょう。**患者中心の医療**を推進していくにあたって、医療職の立場から正しいと考えることを、患者本人や家族の同意なしにすすめていくことは当然間違いです。さまざまな治療法のなかで、どれが最もその患者にとってよい治療なのかということを考えるためには、医療職だけでなく、患者本人や家族とよく話し合う必要があります。そして最終的には、その三者で合意した上でひとつの治療法を決定し、推進することが望ましい医療のあり方でしょう。患者から同意をとること、すなわちインフォームド・コンセントについては、この章の後のほうでもう少し詳しく説明することにします。一般的な倫理の説明はここまでにして、次に、専門職の倫理について説明することにします。

（３）専門職と倫理規定

　さて、専門職とは何でしょうか。社会の中にはさまざまな専門職が存在していますが、いったい何をもって専門職と言うのでしょうか。

　現在では多様な専門職が考えられるかもしれませんが、かつて専門職は３

つの職業のみを指していたと考えられています。それは**医師、弁護士、僧侶**です。なぜこれらの職業が専門職とよばれていたのでしょうか。専門職は英語では Profession です。この Profession という言葉の語幹は Profess という動詞からなっています。そして Profess とは「公言する」や「表明する」あるいは「信仰する」という意味です。すなわち専門職とは、自らの知識や技能を人々のために用いるということを宣言して、その職務を遂行する人のことだったのです。よく知られているところでは、医師はその職を始めるにあたり、「ヒポクラテスの誓い」を読み上げてその職務を遂行していました。

　それに対して現代の専門職は、以下のような特徴を持つ職業のことを指すといわれることがあります。

1．専門的技術を持つこと
2．専門的技術に関連した特別の責任感情とそれを明記した倫理綱領
3．専門的技術と倫理綱領の維持統制を行う結社の形成
4．利潤追求型ではなく、謝礼または給与形態をとる固定報酬制の採用

以下には代表的な医療職とそうした職業の倫理綱領をあげてみましょう。

・医師　　　　日本医師会　医の倫理綱領
・薬剤師　　　薬剤師会　薬剤師倫理規定
・看護師　　　日本看護協会　看護者の倫理綱領
・理学療法士　日本理学療法士協会　理学療法士の職業ガイドライン
・作業療法士　日本作業療法士協会　作業療法士の職業倫理指針

　ここにあげたのは一例であり、医療に関するさまざまな職業団体、学会がそれぞれの倫理指針や倫理綱領を発表しています。こうして見てくると、何らかの資格を取得すれば専門職になるのではなく、それぞれの専門職に特有の知識や技術を社会に対して責任を持って行使するということ、そしてそのための倫理規則を持っていることが専門職であるためには不可欠です。

2．医療倫理の成立

先の節では倫理の一般的な定義、そして社会全体で採用されている一般的な倫理と専門職の行為を規定する専門職の倫理があるということを見ました。次に、医療専門職の倫理（医療倫理）を詳しく見ていくことにしましょう。まずはその成立の由来からです。

（1）ヒポクラテスの誓い

専門職の説明のなかでも出てきましたが、医療の倫理としてはヒポクラテスの誓いがよく知られているでしょう。まず、この誓いそのものがどのようなものだったかを見ておきたいと思います。

> 医神アポロン、アスクレピオス、ヒギエイア、パナケイアおよびすべての男神と女神に誓う、私の能力と判断にしたがってこの誓いと約束を守ることを。この術を私に教えた人をわが親のごとく敬い、わが財を分かって、その必要あるとき助ける。その子孫を私自身の兄弟のごとくみて、彼らが学ぶことを欲すれば報酬なしにこの術を教える。そして書きものや講義その他あらゆる方法で私の持つ医術の知識をわが息子、わが師の息子、また医の規則にもとづき約束と誓いで結ばれている弟子どもに分かち与え、それ以外の誰にも与えない。私は能力と判断の限り患者に利益すると思う養生法をとり、悪くて有害と知る方法を決してとらない。頼まれても死に導くような薬を与えない。それを覚らせることもしない。同様に婦人を流産に導く道具を与えない。純粋と神聖をもってわが生涯を貫き、わが術を行う。結石を切りだすことは神かけてしない。それを業とするものに委せる。いかなる患家を訪れるときもそれはただ病者を利益するためであり、あらゆる勝手な戯れや堕落の行いを避ける。女と男、自由人と奴隷のちがいを考慮しない。医に関すると否とにかかわらず他人の生活について秘密を守る。この誓いを守りつづける限り、私は、いつも医術の実施を楽しみつつ生きてすべての人から尊敬されるであろう。もしこの誓いを破るならばその反対の運命をたまわりたい。

ヒポクラテスの生涯などについては第2章の「医療の歴史」に説明を譲りたいと思いますが、彼は医学の父ともよばれ、医学を呪術や迷信から解き放

ち、科学としての医学の発端をつくった人物です。しかし、この誓いが語られてからすでに 2000 年以上の時が経っています。もちろんその間に社会のあり方、医療技術の進歩などさまざまな変化があります。それに伴い、この誓いのなかでいわれていることのうち、現在ではすでに守られていないもの、あるいは守るべきかどうか再考を促されているもの、そして現在でも以前と同様に守られているものなどさまざまあります。その区別を考えてみましょう。

　医術を弟子にしか教えないということは、現在では守られていません。むしろ、医学的知識は広く世間一般に公開され、多くの人が共有することが望ましいと考えられています。死に導くような薬を与えないということについては、**安楽死**が認められている国ではすでに守られていないと言えます。また、婦人を流産に導く道具を与えないというのも、現在では、多くの国や地域で守られていません。他方「患者に利益すると思う養生法をとり、悪くて有害と知る方法を決してとらない」ということや「患家を訪れる」ことに関連した事柄や身分によって差別しないこと、生活の秘密を守ることといったことは、現在でも、医療職が守るべき事柄です。

　以上見てきたように、ヒポクラテスの誓いは、医学、医療の長い歴史のなかで長らく守られてきた倫理的な教えではあるものの、現代の状況においてはそぐわない事柄もたくさんあり、より現代的な倫理が求められています。次に、現代の医療倫理の成立について概観してみたいと思います。

（２）現代の医療倫理

　現代の医療倫理がどのような成立の背景を持っているかを説明する前に、現在、医学や医療において基本となっているいくつかの倫理に関する文章を紹介しておきたいと思います。

　現代の医療倫理を考える上で最初に注目しておきたいのは、**ニュルンベルク綱領**です。これは第２次世界大戦中に行われたナチスドイツの戦争犯罪を裁くためのニュルンベルク裁判の中の、特に人体実験に関する犯罪を扱った小法廷で呈示されたものです。この文書の中で、**被験者の自発的同意**が絶対に必要であるということがいわれています。同意に関する問題は後でも説明しますがもう少し詳しく言うと、この文書の中では実験の目的、期間、危険性などを十分知らせた上で**被験者が自由な選択権を行使できる**ことが必要で

あるといわれています。

　1948年には、世界医師会によって**ジュネーブ宣言**が採択されています（最新のものは2006年に修正されたものです）。この宣言では、「人類への奉仕」や「患者の健康を第一の関心事にする」こと、「患者の秘密を守る」こと、「患者を身分、性別、国籍などで差別しないこと」などが述べられています。

　1964年には、世界医師会によって**ヘルシンキ宣言**が採択されています。この宣言は正式名称を「人を対象とする医学研究の倫理原則」といい、もっぱら医学研究に関する倫理が述べられていますが、その中の重要な部分は医療の倫理とも重なります。そしてこの宣言は何度か改訂されており、最新は2013年に改訂されたものですので、それをもとに内容を見ていきましょう。

　この宣言では、まず一般原則において医の国際倫理綱領を引用しつつ、「医師は、医療の提供に際して、患者の最善の利益のために行動すべきである」といわれています。それに続き医学研究の倫理原則が述べられていますが、そのポイントを以下にあげておきます。

・医学研究の対象者や患者の健康、権利、福祉を向上させることが医師の責務である。
・医学研究は、医学の進歩にとって不可欠のものである。
・そうした研究を行う際には、被験者に対する配慮を推進かつ保証し、権利を擁護するための倫理基準に従うべきこと。
・医学研究の主な目的は新しい知識を得ることであるが、この目標は個々の被験者の権利および利益に優先することがあってはいけないこと。
・被験者の生命、健康、尊厳、全体性、自己決定権、個人情報の秘密を守ること。
・医学研究の被験者としてインフォームド・コンセントを与える能力がある個人の参加は自発的でなければならないこと。
・インフォームド・コンセントはできれば書面で求めること。

　以上のような項目がヘルシンキ宣言には記されています。

　この節で紹介する最後の文書としては**リスボン宣言**です。この宣言は**患者の権利**について述べられたもので、1981年に採択されています。以下ではこの宣言で保証されている患者の権利をあげておきます。

・良質の医療を受ける権利
・選択の自由の権利
・自己決定の権利
・情報に対する権利
・守秘義務に対する権利
・健康教育を受ける権利
・尊厳に対する権利
・宗教的支援に対する権利

　リスボン宣言も世界医師会によって採択されている宣言ですが、その序文で「医師および医療従事者、または医療組織はこの権利を認識し、擁護していく上で共同の責任を担って」いると述べられており、医療に関わる人たちがこれらの患者の権利をよく理解した上で、その権利を侵害しないように職務を遂行していくことが求められています。

（3）現代的な医療倫理の成立
　ニュルンベルク綱領の項目でも説明しましたが、こうした文書が呈示される背景には社会の中での出来事と無縁ではありません。それでは現代的な医療倫理の成立の背景にはどのような出来事があったのでしょうか。それを見てみたいと思います。
　例えば、1960年代に起こった透析患者の選択をめぐる問題は、医療に対して倫理的問題を真正面から投げつけたと言えます。人工透析とは、腎臓の機能が廃絶してしまった人に対して、透析機という機械を用いて腎臓の機能を代替することを言います。人工透析機自体は1943年にオランダの医師によって作られています。しかしこの透析機では、患者と機械を繋ぐために自動車の燃料ポンプを改良したものを使っており、その器具の性格上、血管の同じ場所に繋ぐことはできませんでした。そのことが意味するのは、いつかはチューブをさすところがなくなってしまうということです。そしてチューブをさすところがなくなり、透析治療を受けられなくなれば、それは患者の死を意味します。ところが1960年になると、米国の医師が埋設型のシャントを開発し、最初の透析機が持っていた難点を克服しました。この新たな透析機を用いれば、何度でも人工透析を受けることができ、腎臓の機能が廃絶

したとしても、生き続けることができるのです。しかし新たな問題が登場します。新たに開発された機械は、それを必要としている人全員が使えるほど潤沢に数があるわけではありません。また、こうした治療にかかる費用も高額でした。当初はその費用を病院が負担することになりましたが、いつかその援助が打ち切られるかもしれないという状況でした。ここで登場した問題はいったい**誰が人工透析を受けるべきなのか？**という問題でした。つまり、限られた医療資源を誰に配分するかという問題です。この問題を検討するための委員会が編成されました。その委員会には医師だけでなく、聖職者、弁護士、主婦など多様な人たちが集められました。そしてこの委員会では、誰がこの透析機を使うか、その決定が行われていたのです。そのことは同時に、誰を死なせるかを決定することでもあります。すなわちこの委員会は、誰が生き残るべきで、誰が死ぬかを決定する委員会だと言うこともできるのです。そこからある雑誌では、この委員会のことを「**神様委員会**」と名づけて報道しました。

　誰が人工透析を受けるべきか、というこの問題の倫理的意味を考えてみましょう。まずひとつ言えることは、**医療が人の生死を支配するほどの力を持ち始めた**ということではないでしょうか。人が生まれ、そして死ぬということは非常に自然な出来事であり、それを人間がコントロールしようにもできなかった時代が長らく続いていたのですが、現代になるにしたがって、そして医療技術が進歩するにしたがって、徐々に人の生き死にに医療が浸透し、影響力を持つようになってきたと言えます。例えば、人が死ぬ場所ひとつとってみても、以前は自宅など病院以外で亡くなる人が多かったのに対して、現代では病院などの医療機関で亡くなる人のほうが増えています。また、人が生まれるということに関しても同様でしょう。そして医療が浸透すればするほど、その医療が人の生死に深く関わることは避けがたい事態です。またそうした領域に関わる以上、**医療はその中に避けがたく倫理的側面を含み込んでいる**と言えるでしょう。

　さらに「神様委員会」の委員の構成を見てみるなら、そこには医師以外に医療職ではないさまざまな人たちが加わっています。なぜ医療上の決定を医療職以外の人たちが考えたのでしょうか。このことの意味もよく考えてみる必要があるでしょう。医療が人の生死という領域に関わる以上、それは医学だけで解消される問題ではないでしょう。その社会が持っている文化や習慣、

そして宗教などの問題が人の生死には関わってきます。そうした問題に対して自然科学としての医学だけで解答を出すことは困難です。すなわち、医療は医学以上にさまざまな領域を含み込んで成立している営みだと言えます。また、こうした領域に足を踏み入れることによって、医療そのもののあり方が大きな転機を迎えたのです。その事態を言い表すなら、「医療専門家の自由に任されていた医療上の裁量権が次第に制限されるようになり」（ロスマン2000、11）、「医療の外側にいる人たちが、医療の隅々にまで入り」（ロスマン2000、13）こんできたということです。他の章で学んでいる**患者中心の医療**や**チーム医療**もこうした流れの中に位置づけることができるのではないでしょうか。

　医療倫理との関わりでもう少し広く社会の情勢も見ておきましょう。米国では、1950年代から、アフリカ系アメリカ人の権利擁護の運動である**公民権運動**が繰り広げられていました。この運動は米国社会の中で徐々に広がりを見せて、アフリカ系アメリカ人のみならず、社会的弱者の権利擁護のための運動へとつながっていきました。それは医療現場へも影響を与えています。例えば、その当時、医師―患者関係で言えば、医療を提供する医師よりも、そのサービスを享受する患者のほうが弱い立場にあると考えられました。そうすると、患者の権利擁護が考えられなければなりません。その考え方は医師による**パターナリズムから患者の自己決定**へという転回を促したと言えるでしょう。

（4）現代の医療倫理の特徴

　ここまで見てきたように、さまざまな出来事を経て、現在の医療倫理は成立しました。このような流れの中で成立してきた現代の医療倫理の特徴を、最後にまとめてみましょう。まず、何よりも尊重されているのは、患者の権利です。従って、現代の医療倫理の性格を**権利基底的性格**ということもあります。すなわち、患者の権利をいちばん基本的なものとしているということです。次に、伝統的な医師―患者関係の**パターナリズム**に代わり、**患者の自律**を尊重するような関係になりました。

　パターナリズムとは、温情的父権主義などともいわれたりします。医療におけるパターナリズムとは、「医療職が患者の最善を考え、患者の意思とは無関係に、患者に対して強制的な介入を行うこと」と言えるでしょう。現実

の社会ではさまざまな場面でパターナリズムの関係を見いだすことができます。また、現実の親子関係を考えれば、そこにはさまざまなパターナリズムを見ることができるでしょう。例えば、嫌がる子供の手を引っ張って歯医者に連れて行き、強制的に治療を受けさせることや、特に好きでもない習い事や塾に通わせることなど。このパターナリズムの背景には、次のような考えが潜んでいることでしょう。

①まだ子供は十分な判断力が形成されていないので、自分のことを正しく考えることができない。
②だから、そうした子供に代わって、十分な判断力を備えた大人が、その子の最善を考えて判断するのが最も望ましい結果を得られるにちがいない。

　従来は医療においても、医療の専門家である医療職は患者以上に医療に関する知識や技術を持っているので、患者が判断するよりも医療職が判断したほうがよいという考え方がありました。それが医療におけるパターナリズムです。しかし、医療が人の生死に深く関わってくるようになると、必ずしも医療職が医学的見地から考えた判断が正しいとは言えないこともありえます。つまり、どのように生き、どのように死ぬかということは、その人の持っている価値観や宗教観など、さまざまな信念と深く関わりがあり、それだけいっそうその人自身の意思を尊重すべき事柄だと言えるでしょう。従って、医療上の決定は医療職が独断的に行うのではなく、患者自身の意向をよく理解し、**患者も含めたチームで合意を形成していく**必要があります。

3．医療倫理の４原則

　現代の医療倫理の成立の背景や特徴を概観したので、次に現代の医療倫理における基本原則を見ていくことにしましょう。これは一般的に生命倫理の４原則とよばれたりしています。その４つの原則とは**自律尊重、無危害、善行、正義**です。これらの原則が何を意味しているのか、それぞれ説明することにします。

(1) 自律尊重

　最初の原則は自律尊重です。これは患者の自律を尊重するということですが、そもそも自律とは何でしょうか。このことから考えてみましょう。自律（Autonomy）はギリシア語の Autos と Nomos という2つの言葉から合成された言葉です。Autos とは「自己」を意味する言葉で、Nomos は「法」を意味する言葉です。この場合の法とは、自然法則ではなく、むしろ人為的な法則のことです。そこで自律とは、自分が自分に与えた法則と言うことができます。つまり自分を律することが自律です。そして自分で自分に対して規則を与え、それに従って行為するとき、その人は自律的な行為をしているといわれます。また、そうした行為が可能になるためには、他人からの干渉を排除する必要があります。従って、「個人の自律とは、最小限、他者の支配的干渉と意味ある選択を妨げる制約—不適切な理解のような—を免れた自己統治である」（ビーチャム 2009: 73）ともいわれます。あるいは自律的な行為の要素として、①意図をもって、②理解して、③何かの影響下にはなく行為すること、という3つの要素があげられることもあります。

　さて、この自律尊重で問題となるのは、ある人が自律的な人がどうか、ということよりもむしろ、ある特定の判断や行為が自律的になされたかどうかということです。普段は自律的に行為を行っている人でも、その人が置かれた状況によっては自律的に判断できないということもありえるでしょう。例えば、ある人が治療上の決定をしなければならい場合、自分自身の病気がどのような病気なのか、そしてどのような治療法があり、それぞれの治療法にはどのようなメリット、デメリットがあるのかを知らなければ、その問題について「理解している」とは言えないでしょうし、その問題について理解しているのでないなら、そのような状況で下された判断を「自律的」な判断と言うことは難しいでしょう。これはインフォームド・コンセントの問題とも関わります。

(2) 無危害

　2つ目の原則は無危害の原則です。これは字のごとく、他者に対して危害を与えないという原則です。この原則はヒポクラテスの誓いの中でもすでにいわれていた原則です。従って、医療の倫理としては古くから守るべきとされてきたことがわかります。しかし、危害とは何か、という問題を考えるな

らこの原則は、それほど単純な原則ではないことがわかるでしょう。例えば、安楽死の問題を考えてみましょう。かつて死は最大の害悪であると考えられており、それ故にできる限り死を避けることが正しい行為だと考えられていました。しかし、安楽死の問題はそうした考え方に一石を投じています。つまり、安楽死の問題は、生きることがある意味では危害にあたること、そして死ぬことがその人にとっての益となることがありうるということを呈示していると考えられます。しかし、そうだとするなら、死へ至らしめるような行為が危害でないための条件は何かということを、改めて考えていく必要があるでしょう。

（3）善行

3つ目の原則は善行の原則です。この原則は、他者に対して危害を与えないという消極的な原則を超えて、積極的に他者に対してよい行いをすることを意味しています。この原則に関しては、聖書の「**よきサマリヤ人**」に関する逸話がたびたび引き合いに出されますので、それを見ておくことにしましょう。この話は「隣人を愛すること」をめぐって、イエスとある律法学者とのやりとりの中で語られたものだといわれています。

> するとそこへ、ある律法学者が現れ、イエスを試みようとして言った、「先生、何をしたら永遠の生命が受けられましょうか」。彼に言われた、「律法にはなんと書いてあるか。あなたはどう読むか」。彼は答えて言った、「『心をつくし、精神をつくし、力をつくし、思いをつくして、主なるあなたの神を愛せよ』。また、『自分を愛するように、あなたの隣り人を愛せよ』とあります」。彼に言われた、「あなたの答は正しい。そのとおり行いなさい。そうすれば、いのちが得られる」。すると彼は自分の立場を弁護しようと思って、イエスに言った、「では、わたしの隣り人とはだれのことですか」。イエスが答えて言われた、「ある人がエルサレムからエリコに下って行く途中、強盗どもが彼を襲い、その着物をはぎ取り、傷を負わせ、半殺しにしたまま、逃げ去った。するとたまたま、ひとりの祭司がその道を下ってきたが、この人を見ると、向こう側を通って行った。同様に、レビ人もこの場所にさしかかってきたが、彼を見ると向こう側を通って行った。ところが、あるサマリヤ人が旅をしてこの人のところを通りかかり、彼を見て気の毒に思い、近寄ってきて

その傷にオリブ油とぶどう酒とを注いでほうたいをしてやり、自分の家畜に乗せ、宿屋に連れて行って介抱した。翌日、デナリ二つを取り出して宿屋の主人に手渡し、『この人を見てやってください。費用がよけいにかかったら、帰りがけに、わたしが支払います』と言った。この三人のうち、だれが強盗に襲われた人の隣り人になったと思うか」。彼が言った、「その人に慈悲深い行いをした人です」。そこでイエスは言われた、「あなたも行って同じようにしなさい」。(『新約聖書』、ルカによる福音書10章25-37)

　無危害の原則同様、善行の原則も何をもって「よい」行為と見なされるかを考え始めると、この原則がそれほど単純な原則ではないということが明らかになるでしょう。無危害の原則に関連してあげた安楽死の例を考えてみるなら、人工呼吸器に繋がれて生かされているよりも、「尊厳ある死」を選ぶほうがよいと考えていると言えます。何をもってよいと考えるかは、人によって異なるかもしれません。従って、その状況に応じて、そのつど誰にとって、何がよいことなのかを考えていく必要があります。

(4) 正義
　最後の原則は正義の原則です。この正義についてもさまざまな可能性が考えられますが、ここでいう正義とは、**配分的正義**のことが考えられているといわれます。この概念はギリシアの哲学者アリストテレスに由来します。彼は「等しいものは等しく取り扱わなければならない」と述べています。例えば、医療においては、複数の患者に対して平等な扱いが求められるでしょう。そうした事柄がこの正義の原則に関係します。ただし、この場合の平等や「等しいものは等しく」ということがどのようなことなのかやはりそのつど考えてみる必要があるでしょう。例えば、患者を平等に扱うというのは、患者1人ひとりに対して同じ時間をかければいいということなのか。おそらくそうではないでしょう。患者1人ひとりの疾患の重症度、治療の緊急度などを考慮した上での等しさが求められているのです。

(5) 暫定義務と原則の適用
　ここまで医療倫理の基本原則である4原則を概観してきました。これらの原則は基本原則なので、医療職としてその職務を遂行する際には守るべき原

則です。しかしこれらの原則は、他の領域における原則とは少し性格が異なっていることにも注意しておきましょう。一般的にある領域においていくつかの基本原則がある場合、それらの原則が相対立する解答を導き出すということはあまりないように思います。しかし医療倫理においては、ここに掲げた4原則が異なる解答を導き出すという場合も考えられます。それ故にこの4原則は**暫定義務**（Prima facie principle）といわれることもあります。暫定義務とは、「特別な場合に同等の強さの義務もしくはより強い義務と衝突しない限り、履行されなければならない」（ビーチャム 2009: 19）ような義務のことです。

　例えば、ある患者に胃瘻を造設する場面を考えてみましょう。その患者は食べ物を口から入れると誤嚥してしまう可能性が高い患者だとします。そのことが原因で、誤嚥性肺炎になる可能性があります。その場合、医療職は誤嚥の原因になる口からものを食べることを回避し、無危害の原則に従い胃瘻の造設を考えるでしょう。他方、患者自身は自分の口からものを食べることを望み、胃瘻を嫌がっているとします。この場合、患者自身の自律を尊重するなら、胃瘻を造設しないという判断に導かれるかもしれません。いずれにしても、一方の義務を優先させるなら、他方の義務は履行されません。医療倫理の4原則は、そうした暫定義務という性格を持ちます。

　この原則はどのように使われるのかも簡単に見ておくことにしましょう。4原則でいわれていることは、医療に限らず、私たちの普段の生活の中でも受け入れられているような原則でしょう。それは、これらの原則が非常に広範囲に適用可能な原則であることを示すとともに、それだけいっそう漠然とした原則であるということも示しているかもしれません。4原則のそれぞれを説明した際にも述べましたが、4原則のそれぞれの概念は、具体的な状況においてそれが具体的な行為として何を指し示しているのかを考える必要があります。この原則を使うときに最初に考えるべきことは、**特定化（Specification）** とよばれ、ある状況においてその原則がどのような行為を導き出すかを具体的に考えることです。先の例でいえば、無危害の原則は「胃瘻を造設すること」、自律尊重の原則は「口から食べ物を食べること」などです。しかし原則から導き出された行為が対立する場合、次に考えなければならないのは、どちらの原則をより優先させるかということです。やはりそれも具体的な状況において考えられるべき事柄です。例えば、胃瘻を造設

することが、金輪際その患者が食べ物を口から食べられないということを意味するのであれば、無危害よりも、自律尊重を優先させるべきかもしれません。他方、一時的に胃瘻を造設して患者の安全をはかり、危機を脱したときにはまた口から食事をとることが可能であるということであれば、危機を脱するまでは無危害の原則を優先させるという方針をとることも可能でしょう。このように原則間の優先関係を考えることを**比較考量（Balancing）**とよびます。この手続きを経て、その状況において倫理的な行為がどのようなものかを具体的に明らかにすることができます。

4．インフォームド・コンセント

（1）インフォームド・コンセントの定義

　医療倫理の4原則を呈示しましたが、それらの中で最も重要な原則は自律尊重の原則です。これは現代の医療が患者中心の医療であることを考えるなら、当然でしょう。そして先に自律の概念の説明もしました。それによれば、ある人が自律的であるのは、その問題について意図的であり、その問題を理解しており、他者からの強制がない状況であることが必要でした。そうした状況を可能にするのが**インフォームド・コンセント**です。従って、この概念は医療倫理上、最も基礎的な概念であると言えるでしょう。インフォームド・コンセント（IC）は、それが日本に導入された当初は「説明と同意」などと訳されていましたが、ここではもう少し詳しい定義を引いておくことにします。

> ICとは、判断能力を備えた患者が、誰からも強制されていない状況下で、十分な情報の開示を受け、それを理解した上で、医師が医学的に患者にとって最善と判断し、提示した診療プランに、患者自身が同意すること（福井2003、34）

　これがインフォームド・コンセントの定義と考えられますが、次にこの中の重要な要素である情報開示と同意の問題を考えてみましょう。

（2）情報開示

　患者が自律的であるためにも、医療職者は患者に対して、病気のことや治療のことなどさまざまな情報の説明を行う必要があります。一般的にインフォームド・コンセントにおいて説明されるべき情報は、以下のようなものがあげられます（福井2003、39-40）。

- ・医師が勧める検査や治療の内容
- ・検査や治療の予想される利益、危険、結果
- ・他の治療法の予想される利益、危険、結果
- ・医師が勧める検査を受けないことによる危険性

　ある事柄についてよい情報ばかり聞かされている場合、人は偏った判断をしてしまう可能性があります。医療行為にはそこから得られる利益もあれば、副作用もつきものでしょう。そうだとすれば、治療や検査に伴う危険についても正確に伝える必要があります。また、どの程度の情報を与えるかということについては、**専門家基準、合理的患者基準、個別患者基準**といった基準が考えられています。専門家基準とは、患者に対してどのような情報を開示するかは専門家同士の慣行によって決定されるとする基準です。合理的患者基準とは、ごく一般的な患者が必要とするであろう情報を開示するという基準です。そして個別患者基準とは、ここの患者が必要としている情報を開示すべきであるとする基準です。どの基準も一長一短かもしれませんが、患者の自律を支えるための情報開示ということを考えるなら、個々の患者が理解できるような情報開示を行うことが望ましいのではないでしょうか。

（3）同意と違法性阻却

　インフォームド・コンセントは「患者が情報を与えられた上で同意する」ことですが、患者の自律を尊重するためには、この同意は強制されない状況で行われる必要があるということは言うまでもないでしょう。また、この同意の必要性について、少し歴史も振り返ってみたいと思います。
　1914年に「成年に達し、健全な精神を持っているすべての人は、自分の身体になされることについて決定する権利を持っている。そのため、患者の同意なしに手術を行う医師は、侵害罪をおかすことになる」という**シュ**

レンドルフ判決がでました。患者の自己決定や治療に同意が必要であることを認めた判決としてよく言及されています。また、1957年の**サルゴ事件**では、インフォームド・コンセントという語が用いられるようになります。この事件の判決では、単に患者からの同意が必要というだけでなく、情報を開示された上で（informed）患者から同意を得ることが必要とされています。そしてその際の情報開示とは、「提案された治療の性格、予後、危険性、利益、リスク、代替治療など」（フェイドン 1994, 104）と考えられます。そして医療が侵襲を伴う行為であるにも関わらず、罪とならない（**違法性阻却**）のは、患者自身が十分な情報に基づいて、そうした行為に同意している場合のみであるといわれています。すなわち、**医療職としての資格を持っていることは、医療行為を行うための十分条件**にすぎないということです。**患者の同意があってはじめてその行為が正当な医療行為と見なされる**ということをよく理解しておいてください。そしてインフォームド・コンセントとは、医療職が行う手続きのことではなく、患者がその治療に同意を与えることであるということも忘れないようにしてください。

5．倫理を考えること

　この章では医療の倫理について説明を行ってきました。医療が、人と人との間で営まれる行為であるなら、人と人との間のことわりとされる倫理は、医療と切り離すことができないものです。すなわち医療とは、医学に基づく科学的な判断とともに、患者の価値観などをもとにした倫理的判断の両方が必要です。例えば、同じ疾病をかかえている２人の患者がいるとしましょう。たしかに疾病は同じかもしれませんが、当然のことながら２人は異なる患者であり、異なる人生を積み重ねてきて、異なる社会的背景を持っていることでしょう。この**２人の患者のかかえる疾病**に対して科学としての医学の観点から同じ判断を下すことができるかもしれませんが、**同じ疾病をかかえているが異なる状況にある２人の患者**に対して同じ判断を下すことが適切ではないということもありえます。第３章で見た全人的医療という考え方は、こうしたことを意味しています。みなさん自身でそのような例を具体的に考えてみてください。それが医療の倫理的側面を考えるためのひとつのきっかけに

なるかもしれません。

　また4原則のところで述べたように、医療倫理の原則は非常に形式的な原則であり、医療職はそれを個々の事例において判断し、具体的な行為へと結びつけていく必要があります。つまり、医療倫理に関する知識を持つだけでなく、それを実際の場面で使いこなしていくことが医療職には求められています。医学研究は日進月歩で進展しており、医療技術も日々進歩しています。そのことによって、これまで常識だと思われていたようなことが常識ではなくなったり、あるいはこれまではまったく思いも及ばなかったような事態が生じてくるかもしれません。そうした場合、正解が前もって示されているわけではありません。しかしだからといって、判断を先延ばしにすることもできないでしょう。こうしたことは何も先端医療において起こるばかりではありません。人がいかに生き、いかに死ぬかという問題に唯一の正解はおそらくないでしょう。しかし、そうした問題に現代の医療は関わらざるをえないでしょう。それは出口のない迷路でさまよっているような状態かもしれません。あるいは、たくさんの出口の前で、どの出口から出るべきか逡巡しているような状態かもしれません。そうした状況においても、自分で、そしてチームでどれが最もよい出口なのかを考えていってもらいたいと思いますし、そのために必要な医学的知識と人が生きることに関するさまざまな知識を身に付けていってもらいたいと思います。

■ 参考文献

和辻哲郎（2007）、『人間の学としての倫理学』、岩波書店
トム・L・ビーチャム，ジェイムズ・F・チルドレス（2009）、『生命医学倫理　第五版』、麗澤大学出版会
Alexander Morris Carr-Saunders and Paul A. Wilson（1933）、The Professions、Claredon Press.
ヒポクラテスの誓い（小川鼎三訳）http://www.kanazawa-med.ac.jp/Information/material.html#07（2016年11月25日確認）
グレゴリー・ペンス（2001）、『医療倫理〈2〉よりよい決定のための事例分析』、みすず書房
デイヴィッド・ロスマン（2000）、『医療倫理の夜明け―臓器移植・延命治療・死ぬ権利をめぐって』、晶文社
日本聖書協会編（1995）、『聖書』、日本聖書協会
福井次矢，浅井篤他（2003）、『臨床倫理学入門』、医学書院
R. フェイドン，T. ビーチャム（1994）、『インフォームド・コンセント　患者の選択』、みすず書房

第8章

チーム医療

みなさんが将来働く医療現場では、第3章で学んだような数多くの医療職種が活躍しています。例えば、次のような患者の例を考えてみましょう。

> 81歳女性。子供たちもすでに遠方で家庭を築いており、3年前に夫に先立たれたためその後は独居となっているが、認知症もなく自宅でひとり暮らしをしていた。しかし約1カ月前、自宅の庭で転倒して助けを求めているのを隣人に発見され、病院に救急搬送された。検査の結果、大腿骨頸部を骨折していることが判明し、整形外科病棟に入院して手術を受けた。その後、療養型病棟に移って懸命にリハビリテーションに励み、この度、退院して自宅に戻れることとなった。

この例では、発症から初期治療・急性期までの間には、救急救命士や整形外科の医師、臨床放射線技師、麻酔科の医師、看護師、薬剤師などが医療に関わります。その後、回復期に療養型病棟でリハビリテーションを行う際にはリハビリテーション科の医師や理学療法士などが、退院に向けての調整には医療ソーシャルワーカーなどが関わります。このように、ひとりの患者に対する医療には、多くの医療者が関わっているのです。

ただし、ここに登場している医療者たちは、患者に対してそれぞれが自らの専門性についてのみ分担して医療を行っているわけではありません。また、ある職種に対して他の職種が従属的に従っているのでもありません。医療者たちは、対等な立場で互いに情報を共有しつつ、この患者に最適な医療を行

うという同じ目的に向かって協力して働いています。この章では、多くの医療者がともに働く「チーム医療」の誕生や必要性、今後の課題などについて、詳しく学んでいきましょう。

1. チーム医療とは

　厚生労働省の「チーム医療の推進に関する検討会」報告書によると、チーム医療とは「医療に従事する多種多様な医療スタッフが、各々の高い専門性を前提に、目的と情報を共有し、業務を分担しつつも互いに連携・補完し合い、患者の状況に的確に対応した医療を提供すること」とされています。高い専門性を持った**多くの医療者が、互いに連携・補完し合って医療を行うのがチーム医療**です。

　一方、海外では多専門職間の連携については **IPW**（Interprofessional Work）や **CP**（[Interprofessional] Collaborative Practice）という言葉が用いられており、日本語に訳すと「**多職種連携（協働）**」または「**専門職連携（協働）**」となります。Collaborative は collaborate という動詞の形容詞であり、**collaborate** という言葉を Oxford 現代英英辞典（第9版）でひいてみると「**to work together with somebody in order to produce or achieve something**」となっています。つまり collaborate とは「**何らかを生み出す、あるいは成し遂げるために、他の誰かと協働する**」という意味であり、単に空間的・時間的に一緒に働くというだけではない深い意味がこめられています。日本語では「チーム医療」「多職種協働」「多職種連携」などの言葉が混在して使用されていますが、どの言葉を使うにしても collaborative に含まれる理念をよく理解しておきましょう。

2. チーム医療の必要性

　ではなぜ、現代の医療ではチーム医療が必要とされているのでしょうか。それを理解するために、少し医療の歴史的背景を振り返ってみましょう。
　医学がまだあまり発達していなかった頃は、医療の目的は主に「疾患を治

すこと」であり、治療の選択肢も限られていたため、医療は医師を中心としたごく一部の職種により行われていました。それが医学の発達とともに、単に疾患を治すだけではなく、疾患によって低下・喪失してしまった心身の能力を回復・促進するリハビリテーションや、そもそも疾患にならないための予防にも重点が置かれるようになりました。さらに社会の高齢化に伴って介護・福祉の分野の必要性も高くなり、一方で遺伝子診断・治療など高度な医療技術を用いた治療（先進医療）が行われるようになってくるなど、現代ではさまざまなニーズに対応した医療が行われています。こういった背景のもと、医師や看護師・薬剤師など疾患の治療に関わる職種に加えて、検査に関わる診療放射線技師や臨床検査技師、リハビリテーションに関わる理学療法士や作業療法士、視能訓練士、介護に関わる介護福祉士や精神保健福祉士などのように、**時代の流れやニーズの変化とともにさまざまな医療職種が次々と誕生**してきました。

　一方、患者への医療の提供の形も、単に治療を行うだけではなく、患者1人ひとりの生き方やQOLなどを尊重した医療（全人的医療）が求められるようになってきました。このため、個々の医療者がそれらを尊重した医療を行うことはもちろんですが、前述した身分法で定められた医療職種だけではなく、医療ソーシャルワーカーや医療相談員、臨床心理士などの職種も必要となってきました。

　また、近年では医療のIT化に伴い、国家資格ではないものの、診療情報管理士や医療情報技師などの新たな資格も生まれてきており、今後も医療を取り巻く環境やニーズの変化に応じて新たな職種・資格が求められるようになるでしょう。

　このように、現代の医療現場では、疾患や医療の領域に応じてさまざまな職種がチームの一員となって医療を行っています。**チーム医療は、多様化したニーズに応えるためだけではなく**、患者に対してさまざまな職種が多方面から医療を行うことで質の高い医療を提供することができ、**全人的医療を実現するためにも必要**となります。また、行われる医療に対してさまざまな職種で情報を共有し、異なった視点から確認し合うことができるため、**医療安全にも貢献できる**と考えられます。これらのことより、チーム医療は現代の医療には不可欠です。

3．チーム医療を構成する職種

　古い時代には医師が絶対的な権力を持って、多くの他の医療職種に対して一方的にすべての指示を出すような医療の形が一般的でした。しかし現代では、第3章で学んだような医師を含めたさまざまな職種が協働して活躍しています。これを図で表すと図8-1のようになります。各職種は、単独で患者の治療にあたっているのではなく、他の多くの職種とつながって連携を取りながら医療を行っていることに注意してください。

　なお、図8-1では輪の中心は患者になっています。これは、**患者に質の高い医療を提供することを共通の目的として医療者全員がチームで全力を尽くす**、という意味では間違いではありません。しかし第7章で学んだように、患者の治療方針は医療者が一方的に決定するものではなく、患者自身の意思が尊重されるべきです。つまり現代の医療では、疾患やQOLなどを中心として、**患者もチームを構成する一員**となる形（図8-2）が理想であり、今後はこのようなチーム医療が求められるでしょう。なお、第6章で紹介した「安全な医療を提供するための10の要点」の②にも、医療への患者の参加と対話があげられています。患者自身がチーム医療の一員となることは、患者の意思を尊重するという意味においてだけでなく、医療安全の側面から見ても重要になります。

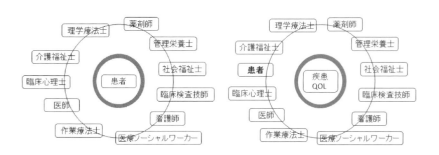

図8-1．チーム医療の形．　　　図8-2．理想のチーム医療の形．

4．チーム内での役割

　法律上、医師以外の医療職種がそれぞれの専門分野の業務を行う際は、「**医師（または歯科医師）の指示の下に**」実施すること、と定められています。しかし当然のことながら、これは決して医師の独断に一方的に医師以外の医療職種が従う、ということではありません。指示を出すのはあくまでも医師ですが、患者のさまざまな問題点に関して、さまざまな医療者がそれぞれの専門分野から知識や情報を提供し、議論を重ねた上で患者に行う医療の方向性や方針を決定することがよい医療には不可欠です。例えば、疾患の急性期が過ぎてリハビリテーションを重点的に行う時期（回復期）には理学療法士や作業療法士、慢性期など在宅でセルフケアが重要になってくる時期には社会福祉士など、その状況の下で特に重要な役割を持つ専門家が責任を持って提案を行い、他のメンバーとともに議論を重ねることが重要です。

　なお、医療者のよび方も、時代の流れとともに変遷してきました。以前は、医師以外の医療職種は総称して「**パラメディカル（paramedical）**」とよばれていました。しかし、この para- という接頭辞には、「補助」「従属」という意味合いが含まれており、チーム医療の理念にはふさわしくありません。このため「パラメディカル」に替わって、「協力」「同等」という意味合いの co- という接頭辞を用いた「**コメディカル（comedical）**」というよび方が使われるようになりました。しかし、そもそも医師と医師以外の医療職種を分けて考えること自体がふさわしくないため、最近では医師を含めた医療者すべてを総称して「**メディカルスタッフ**」とよぶような傾向になってきています。

5．チーム医療を支えるもの

　チーム医療では、患者に最適な医療を行うために多職種が情報を共有しながら協働しています。このため、チーム医療がうまく機能するためには、**医療者間での円滑な情報共有や業務の標準化が必要**になります。また、言うまでもありませんが、**患者の意思が尊重されるような医療の形が必要**です。ここでは、これらチーム医療を支えるために必要になることを見ていきます。

(1) 診療記録

　医療者が患者に医療を行う際には、行った医療の内容などに関して記録を残しておかなければなりません。厚生労働省による「診療情報の提供等に関する指針」には、『「診療記録」とは、診療録、処方せん、手術記録、看護記録、検査所見記録、エックス線写真、紹介状、退院した患者に係る入院期間中の診療経過の要約その他の診療の過程で患者の身体状況、病状、治療等について作成、記録又は保存された書類、画像等の記録をいう』と規定されています。このうち**診療録は医師が記載**するもので、医師法第24条に「医師は、診療をしたときは、遅滞なく診療に関する事項を診療録に記載しなければならない」と定められています。診療録に記載する事項も同時に定められており、患者の住所、氏名、性別及び年齢、病名及び主要症状、治療方法（処方及び処置）、診療の年月日は診療録に必ず記載しなければなりません。また、**最低5年以上の保管**が義務づけられています。一方、それ以外の診療記録は、病院については医療法第22条、第22条の2により、診療に関する諸記録の記載が義務づけられています。そしてこの医療法を受けた医療法施行規則第21条の5、第22条の3に「診療に関する諸記録は、過去二年間の病院日誌、各科診療日誌、処方せん、手術記録、看護記録、検査所見記録、エックス線写真、紹介状、退院した患者に係る入院期間中の診療経過の要約及び入院診療計画書とする」と定められており、これらの記録に関しては**2年間の保管**が義務づけられています。

　なお、医療の現場では「**カルテ**」という言葉がよく用いられますが、これは法律用語ではなく、狭義では医師が記載する診療録のことを指し、広義では診療録、看護記録を含め、診療の過程で患者の身体状況、病状、治療などについて作成されたすべての記録を指します。カルテは以前は用紙に記入されていましたが、最近では医療情報を一括してコンピュータのデータベース上に記録する電子カルテというシステムが広がってきています。

　このカルテに個々の医療者が記入（入力）し、他の医療者がそれを閲覧することで、それぞれの医療者が情報を正確に把握・共有することができるため、多くの医療者が連携して医療を行うチーム医療ではカルテは不可欠なものになります。

（2）診療ガイドライン・クリニカルパス

　ある特定の疾患に対しての最新の情報や標準的な治療法などに関して、**専門家が系統的にまとめた文書のことを診療ガイドライン**と言います。例えば、日本糖尿病学会による「糖尿病診療ガイドライン」や日本高血圧学会による「高血圧治療ガイドライン」などがその例です。医療者と患者が適切な意思決定を行えるように、専門家が科学的な根拠に基づいてまとめています。ひとりの医療者がすべての疾患に関して常に最新の知識を持ち続けることは非常に困難ですが、その一方で患者には最新の知見に基づいた最良の医療を行わねばなりません。医療者の経験や直感に頼るのではなく、最も信頼できる科学的な根拠に基づいて医療を行うことを **EBM（Evidence-Based Medicine：根拠に基づく医療）** と言います。EBMでは最新かつ最良の根拠ある医療を、高い知識や技術を持った医療者が患者に最適な形で適用することが求められています。診療ガイドラインで推奨される標準治療を参考にしながら、目の前の患者の状況にあった治療法を検討し、患者と一緒に決定していくことでEBMの実践が行えるのです。

　診療ガイドラインをもとに、それぞれの**医療機関が診療の手順を定めたものをクリニカルパス**と言います。ある特定の疾患の治療や検査に関して、行われる医療の内容をスケジュール表にしたもので、医療者用と患者用の2種類があります。医療者にとっては、クリニカルパスをもとにして治療やケアを行うことで、医療者間の情報の共有や医療の標準化を円滑にはかることができます。また患者にとっては、検査や治療の進み方が日ごとに詳しく記載されているため、安心して入院生活を送ることができ、この先に行われる医療の内容について質問や疑問が生じた場合には前もって医療者に確認することもできます。これらにより質の高いチーム医療の達成が可能となり、医療安全の向上にも役立つと考えられます。

（3）インフォームド・コンセント（informed consent）

　チーム医療では、医療における患者の立場はチームの一員ですが、医師と患者との関係は以前はこのような形ではありませんでした。パターナリズム（父権主義）という主義のもと、患者は医師の専門的判断に一方的に従う形だったのです。しかしこれでは、治療の方針に患者の意思は反映されず、患者の権利を尊重する方向へ社会情勢が変化するとともにこのような医師―患

者関係は避けるべきものとされ、患者の医療への参加の形としてインフォームド・コンセントが求められるようになったのです。

インフォームド・コンセントは日本語で言うと「**説明に基づく同意**」となります。医療者が検査や治療法などについて患者に情報を提供して説明を行い、患者はその内容を十分に理解した上で自分の意思により決定することです。前述のように、**患者もチームの一員**であり、治療方針などを決定する際には医療者が決定した方針を患者に押し付けるのではなく、**患者自身の意見が尊重されなければなりません**。このため、チーム医療を行うにはこのインフォームド・コンセントが必要不可欠となります。パターナリズムやインフォームド・コンセントについては第7章に詳しい説明が載っていますのでそちらで詳しく学んでください。

6．医療現場での医療チーム

現在、特にチーム医療が有効であると考えられている代表的なものには、表8－1のようなチームがあります。

これらのチームによる医療は、対象となる患者の治療の効果を上げることに貢献しており、診療報酬上、保険点数が加算されているものもあります。また、常時活躍しているこれらの医療チームとは少し異なりますが、災害現場で活躍するDMAT（Disaster Medical Assistance Team：災害派遣医療チーム）も医療チームが機能しているよい例です。医師、看護師、業務調整員（薬剤師、救急救命士、事務員等）から構成されており、主に大規模災害が起こった際に派遣され、現場で急性期医療などにあたります。

ただし、これらの**特定のチームでしかチーム医療が行えないということではありません**ので注意してください。患者の治療に複数の医療者が関与していれば、そこでは必ず医療者同士の連携や協働が必要となるため、疾患の種類や医療機関の規模、関与する医療者の職種や人数に関わらず、常にチーム医療が行われるべきなのです。

表8-1. 医療チーム.

チームの種類	取り組み内容	チームを構成する職種
栄養サポートチーム (NST:Nutrition Support Team)	栄養障害を生じている患者さんや栄養障害を生じるリスクの高い患者さんに対して、栄養状態改善の取り組みを行う。	医師、看護師、薬剤師、管理栄養士、言語聴覚士など
呼吸ケアチーム (RST:Respiration Support team)	呼吸管理に問題を抱えている患者さんや人工呼吸器装着患者さんに対して、口腔状態の管理や適切な呼吸器設定等を行う。	医師、歯科衛生士、看護師、臨床工学技士、理学療法士など
精神科リエゾンチーム	精神症状を有する患者さんやその家族に対して、より質の高いメンタルサポートを行うため多職種で連携して治療にあたる。	医師、看護師、精神保健福祉士、作業療法士など
緩和ケアチーム	がんの患者さんやその家族がより質の高い療養生活を送ることができるよう緩和ケアの充実を図る。	医師、看護師、薬剤師、臨床心理士、医療ソーシャルワーカーなど
感染対策チーム (ICT:Infection control team)	医療施設における感染予防や感染の拡散の防止を図る。	医師、看護師、薬剤師、臨床検査技師など
摂食嚥下チーム	摂食や嚥下の機能に障害がある患者さんに対して、摂食・嚥下機能の維持や改善を図る。	医師、歯科医師、看護師、言語聴覚士、作業療法士など
褥瘡対策チーム	褥瘡の患者さんや褥瘡を生じるリスクの高い患者さんに対して、治療、早期発見、予防を行う。	医師、看護師、管理栄養士、理学療法士など
糖尿病管理チーム	糖尿病の重症化予防や合併症予防を目的とし、治療や患者さんの教育にあたる。	医師、看護師、管理栄養士、医療ソーシャルワーカーなど
医療安全管理チーム	医療事故を防止するための情報収集や医療安全管理体制の構築などを行う。	医師、看護師、薬剤師、理学療法士、作業療法士など

7．チーム医療の今後の発展と課題

　今後、医療はますます発展し、その一方で日本社会ではさらに高齢化が進むことが予想されます。このため、チーム医療の必要性はさらに高まってくるでしょう。しかし、現在の日本の医療制度は、もともとチーム医療を念頭において作られたわけではないため、今後チーム医療の推進と充実を図っていくためにはさまざまな課題があります。

（1）各医療職種の権限拡大
　前述のように、現在の日本の法律では、医師以外の医療職種については業務の遂行にあたって医師の指示が必要であると定められています。時代の変化に対応するためには、さらなるチーム医療の充実と発展が望まれるため、今後は医師の具体的な指示だけではなく、包括的な指示を積極的に活用していくことや、各医療職種の業務を拡大し、十分にそれぞれの専門性を発揮するために新たな法整備が必要になってくるでしょう。
　医師以外の医療職種における権限についての最近の動きの例をひとつあげると、次のようなものがあります。

● **特定行為に係る看護師の研修制度**
　2014年に医療法の改正が行われ、「特定行為研修」を修了した看護師が、医師の判断を待たずに**手順書**（対象となる患者やその症状の範囲、診療の補助の内容や確認すべき事項などがあらかじめ医師により書かれた指示文書）に従って定められた38の特定行為を行えるようになりました。2015年10月から施行されています。**特定行為**とは、「診療の補助であって、看護師が行う医療行為のうち、手順書により行う場合には、実践的な理解力、思考力及び判断力、高度かつ専門的な知識・技能が特に必要とされるものとして定められた」行為です（厚生労働省のリーフレットより）。この38の特定行為は、「呼吸器関連」「循環器関連」「心嚢ドレーン管理関連」「動脈血液ガス分析関連」など21の特定行為区分に大別されており、気管カニューレの交換、直接動脈穿刺法による採血や胃瘻ボタンの交換などが含まれます。特定行為研修は厚生労働大臣が指定する指定研修機関で行われ、2016年8月現在、全国で28施設が指定されています。この制度は、看護師の業務である「診療の補助」

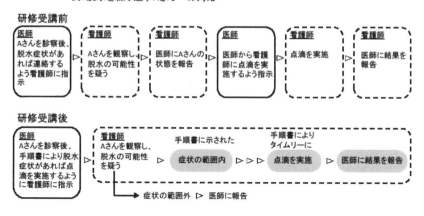

図8-3．研修受講前と受講後の手順の違い．

の業務範囲を変更するものではありませんが、あらかじめ医師が作成した手順書によって看護師がタイムリーに患者に医療を提供できます。

例えば、在宅医療を受けていて脱水を繰り返している患者Aさんに対する対応は、この研修制度により図8-3（厚生労働省作成のリーフレットを改変）のように従来よりもスピーディーに行えるようになります。すなわち、従来は普段Aさんを診察している医師が看護師に対してAさんに脱水症状があれば連絡するよう指示しておき、看護師はAさん宅を訪問し脱水の可能性を疑った場合に医師に状態を報告、医師から点滴の指示を受けて点滴を実施、という手順で対応していました。それが、看護師がこの制度による研修を受講した後は、医師は看護師に対してAさんに脱水症状があれば手順書にのっとって点滴を実施するように指示しておき、看護師はAさん宅を訪問した際に脱水の可能性を疑った場合、その脱水の症状が手順書に定められた範囲内であれば、（医師の判断を待たずに）手順書により点滴を実施することができます。

その他、2010年の厚生労働省のチーム医療推進会議による「チーム医療の推進について（チーム医療の推進に関する検討会報告書）」にも、チーム医療の推進のために必要なことのひとつとして、看護師・薬剤師・リハビリテーション関係職種・管理栄養士・臨床工学技士など多くの職種における役

割の拡大について述べられています。さらに、同じく厚生労働省の「チーム医療推進方策検討ワーキンググループ」では 2013 年に患家（居宅）における薬剤師の調剤業務等について見直しの議論が行われ、チーム医療推進会議を経て 2014 年に薬剤師法が一部改正されました。これにより薬剤師が処方医の同意を得て、処方せんに記載された医薬品の数量を減らして調剤する業務等が可能になりました。その他の職種の業務についても速やかに必要な法整備がなされていくことが望まれます。

（2）教育システム

チーム医療の質を向上し推進していくためには、医療者それぞれが高い知識や技術を持った上で他の医療者と協働していかなければなりません。そのためには大学や専門学校を卒業するまでに、自らの専門分野における知識や技術を向上させるとともに、**他の医療職種についての理解を深め、コミュニケーション能力や協調性を高めて**おかなければなりません。

異なる職種と協働し、チーム医療において活躍できる医療人を育成するための教育を **IPE（interprofessional education：多職種連携教育）** と言います。英国の CAIPE（Centre for the Advancement of Interprofesional education：専門職連携教育推進センター）による IPE の定義と、安倍らによる訳は次のようになります。

> "Those occasions when two or more professions learn with, from and about each other to improve collaboration and the quality of care." 協働とケアの質を向上させるために，二つ以上の専門職がお互いについて学び，相手から学び，共に学ぶことである。（下線は安倍による）

イギリスやアメリカなどでは充実した IPE が提供されており、WHO も 2010 年に IPE や CP の必要性についての提言を行っています。しかし残念ながら、日本では IPE がまだ十分には浸透しておらず、そのために現場でもうまくチーム医療が行えていないところもあり、今後の課題となっています。

８．多職種連携コンピテンシー

　専門職が専門職として業務を行うための能力のことをコンピテンシー（Competency）と言います。現場でチーム医療を行うためには、具体的にはどのようなコンピテンシーが必要になってくるのでしょうか。すでに英国やアメリカ、カナダなどではIPWコンピテンシーが定められており、いずれにも他の職種への理解やコミュニケーションなどが含まれています。しかし、国ごとに医療を取り巻く環境や制度が異なっているため、コンピテンシーの中には異なっているものもあります。日本では2015年にJAIPE（Japan Association for Interprofessional Education：日本保健医療福祉連携教育学会）が中心となって、多職種連携コンピテンシー開発チームより「**医療保健福祉分野の多職種連携コンピテンシー**」が発表されました。それによると、多職種連携コンピテンシーは下記のような２つのコア・ドメインと、それを支え合う４つのドメインから成ります。

● コア・ドメイン
① **患者・利用者・家族・コミュニティ中心** *Patient-/Client-/Family-/Community-Centered*
　患者・サービス利用者・家族・コミュニティのために、協働する職種で患者や利用者、家族、地域にとっての重要な関心事／課題に焦点を当て、共通の目標を設定することができる。
② **職種間コミュニケーション** *Interprofessional Communication*
　患者・サービス利用者・家族・コミュニティのために、職種背景が異なることに配慮し、互いに、互いについて、互いから職種としての役割、知識、意見、価値観を伝え合うことができる。

● コア・ドメインを支え合う４つのドメイン
① **職種としての役割を全うする** *Role Contribution*
　互いの役割を理解し、互いの知識・技術を活かし合い、職種としての役割を全うする。
② **関係性に働きかける** *Facilitation Relationship*
　複数の職種との関係性の構築・維持・成長を支援・調整することができる。また、時に生じる職種間の葛藤に、適切に対応することができる。

③ **自職種を省みる** *Reflection*
　自職種の思考、行為、感情、価値観を振り返り、複数の職種との連携協働の経験をより深く理解し、連携協働に活かすことができる。
④ **他職種を理解する** *Understanding for Others*
　他の職種の思考、行為、感情、価値観を理解し、連携協働に活かすことができる。

　医療者には、将来チーム医療の現場で活躍するためにこれらのコンピテンシーを IPE などにより身に付けることが求められます。ただ、これらのコンピテンシーは、大学入学後の初期段階では、身に付けるどころか意味すら理解するのが難しいかもしれません。これらは一朝一夕に身に付くものではなく、また大学の授業の中だけで修得できるものでもありません。日常生活の中で体得していくものです。例えば、コア・ドメインの「協働する職種で患者や利用者、家族、地域にとっての重要な関心事／課題に焦点を当て、共通の目標を設定することができる」や「職種背景が異なることに配慮し、互いに、互いについて、互いから職種としての役割、知識、意見、価値観を伝え合うことができる」について考えてみましょう。これらは、授業の際に他学部の友達と一緒に症例に対するグループ討議を行うことや、教員や先輩・後輩と共にクラブ・サークル活動に取り組むことなどで、その素地を培うことができます。専門が異なる学部の友達と議論し、異なる視点から物事を見ることで理解が深まることを経験できますし、また他人の意見を吟味し受け入れる寛容性や協調性も育まれます。クラブ・サークル活動で立場の異なる仲間と協力し合い、時にはぶつかり合いながら、ひとつの目標に向かって努力するのも同じことです。これらが将来、チーム医療で多職種とともに協働し患者を理解することにつながるのです。

　医療者をめざす人の中には、臨床現場ではなく大学や企業で研究者として働くことを希望している人もいることでしょう。そのような人たちは、もしかするとチーム医療は自分には関係のないことだと思うことがあるかもしれません。しかし、たとえ将来患者や他の医療者と直接関わる機会がないとしても、研究で開発する医薬品や検査法は、医療の現場で医療者や患者のために活かされるものです。医療の現場で多職種がどのように協働し、患者を含

めたチーム医療がどのように行われているかを知り、現場の医療者や患者のニーズに応えるような研究を行わなければなりません。**医療者となる者にとっては、日々の生活すべてが自らを研鑽する場**であると自覚し、高い意識を持って大学生活を送りましょう。

■ 参考文献 ||||||||||||||||||||||||||||||||||||||||||||||||||||||||||||||||||||||||||||||||||||||||

細田満和子（2012）、『「チーム医療」とは何か　医療ケアに生かす社会学からのアプローチ』、日本看護協会出版会

厚生労働省「第1回医療機関等における個人情報保護のあり方に関する検討会」資料13（2004）（http://www.mhlw.go.jp/shingi/2004/06/s0623-15m.html、2016.11.23 確認）

総務省　法令データ提供システム、(http://law.e-gov.go.jp/cgi-bin/idxsearch.cgi、2016.11.23 確認）

厚生労働省 HP、「特定行為に係る看護師の研修制度」(http://www.mhlw.go.jp/stf/seisakunitsuite/bunya/0000070423.html、2016.11.23 確認）

安部 博史・矢田 浩紀（2015）、「医療系総合大学における多職種連携教育のあり方に関する考察－北海道医療大学の現状と課題－」、北海道医療大学人間基礎科学論集、第41号、A1-21 (http://id.nii.ac.jp/1145/00010395、2016.11.23 確認）

三重大学（2014）「専門職連携教育および連携医療のための行動の枠組み」(http://apps.who.int/iris/bitstream/10665/70185/8/WHO_HRH_HPN_10.3_jpn.pdf、2016.11.23 確認）

多職種連携コンピテンシー開発チーム（2015）「医療保健福祉分野の多職種連携コンピテンシー Interprofessional Competency in Japan」(http://www.hosp.tsukuba.ac.jp/mirai_iryo/pdf/Interprofessional_Competency_in_Japan_ver15.pdf、2016.11.23 確認）

第9章

医療制度と医療経済

　本章では、みなさんが将来働くことになる医療業界では、どのようにお金が回っていて医療機関の運営が行われているのか、また医療産業が現在どのような経済的問題に直面しているかなど、医療産業を経済的側面からわが国の医療提供体制と保険医療制度について解説した後、医療産業の現状について解説します。

1．わが国の医療提供体制と保険医療制度について

　私たちが病気になって医療を受けるとき、保険医療機関で保険証を提示すると、原則として患者は必要な医療費の一部を負担することになっています。これは、原則すべての人が公的な医療保険に加入することを義務付けられた国民皆保険制度があるためです。わが国で現在のような国民皆保険制度が達成されたのが1961年です。以下、この保険医療制度と医療提供体制について解説します。

（1）保険とは何か

　まず保険とは何かということについて一般的な解説をします。保険と名の付いたものは、医療保険、火災保険、地震保険、損害保険、労働者災害補償保険（労災保険）、雇用保険、介護保険など、多くの種類があります。その中でも、例えば火災保険、地震保険、損害保険などは、民間の保険会社が運

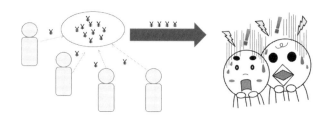

図9−1．保険の仕組み概念図．
¥マークは被保険者が少額ずつ出したお金を表しています。

営しているもので民間保険とよばれていて、加入は任意となっています。

それに対して、医療保険、労災保険、雇用保険、介護保険などは、国または自治体が社会保障制度の一環として運営していて、加入は一定の条件を満たす者は強制加入となっていることから強制保険といわれるものです。

これらの保険とは一体何なのかということについて、わかりやすい例として火災保険について説明します。もし自宅が火事になったとします。家が全焼してしまった場合、住む家がなくなるので、家を建て直すか、引っ越して別の家に住まないといけなくなります。しかし、すべての人がすぐに家を建て直したり、引っ越しするために十分な資金を準備しているわけではないので、そういった人たちは火事に遭った次の日から生活ができなくなり困ってしまいます。

人々がこういったリスクに対して対処するために、保険という考え方が生まれました。まず、一度にひとりで大金は準備できないので、その火災保険に加入している大勢の人が少額ずつお金を出し合ってプールするということを行います。火事は頻繁に起こるわけではないので、プールしたお金の中から、火事に遭った人にお金を支払って、明日からの生活の足しにしてもらいます。少額のお金を出した人は、もし自分が火事に遭った時に、火事の損害をカバーしてもらえるという仕組みになっています。

つまり保険とは、「そう頻繁には起こらないが、起きてしまうと自分ひとりでは損害をカバーできないような出来事に備えて、多数の人が少額ずつ出し合って集めたお金で、金銭的損害をカバーすること」を言います。逆に、保険のこういった仕組みを考えると、頻繁に起こってしまうような損失に対

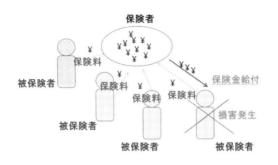

図9-2. 保険用語の関係図.

しては、加入者が出し合う金額を高くしない限り、プールしたお金からすべての損失をカバーしきれないため、保険を成り立たせることが難しいということがわかります。

(2) 保険用語

図9-2は保険用語の関係を示したものです。まず保険を運営する主体を**保険者**と言います。一方、保険加入者のことを**被保険者**と言います。被保険者はさまざまな損害のリスクに備え、保険者に少額ずつ**保険料**というお金を払います。保険者は多くの被保険者から保険料を集め、それをプールしておきます。そして、被保険者が何らかの損害を受けたとき、保険者はプールしていたお金の中から、被保険者に対してその損害をカバーするための**保険金**というお金を支払います。その際、保険者から被保険者に対し保険金が支払われることを**保険金給付**と言います。

(3) 保険医療制度の概略

上記では火災による損害をカバーする例をあげましたが、カバーされる対象が「医療」で保険者が公的機関の保険を、特に**公的医療保険**とよびます。以下、わが国の公的保険医療制度の仕組みを解説します。公的医療保険を通して、患者と医療機関および保険機関の間で、どのようにしてお金のやり取りが行われているのか、図9-3に我が国の**保険医療制度**の概略を示しました。

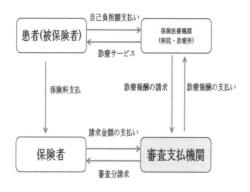

図9-3. 我が国の保険医療システムの概要.

　まず被保険者である患者が医療機関で診療を受けたとします。このとき患者は、かかった医療費のうち一部を医療機関に直接支払うことになります。このときに患者が支払う**一部負担金**は、被保険者の年齢や所得などの条件に応じて負担する割合が異なります。かかった医療費に対する一部負担金の割合を**自己負担率**と言いますが、義務教育就学後の7歳から69歳までの人は原則として**3割負担**となっています。患者の医療費自己負担率はしばしば改定されますが、2015年6月現在は表9-1の通りになっています。

　被保険者に**診療サービス**を提供した**医療機関**は、受け取るべき医療費総額のうち被保険者が支払った**自己負担額を差し引いた額を審査支払機関に請求**します。ここで医療機関から審査支払機関に提出される**診療報酬請求書**のことを一般に**レセプト**とよびます。レセプトは診療報酬を金額で直接記載するのではなく、**1点10円で換算される点数単位**で記載します。審査支払機関は、後述する保険の種類に応じて担当が決まっていて、社会保険の場合の**社会保険診療報酬支払基金**と、国民健康保険の場合の**都道府県国民健康保険団体連合会**があります。

　医療サービスの価格は、厚生労働省の諮問機関である**中央社会保険医療協議会（中医協）**により、診療行為ごとに細分された**固定価格（点数）**が決められています。審査支払機関は、診療報酬残額を医療機関に支払うだけではなく、保険医が現実に行った医療行為に対して、**診療報酬請求が適正かどう**

表9-1. 医療費自己負担率．(2015年6月現在)

7歳未満	2割負担
7歳から69歳	3割負担
70歳から74歳	2割負担（現役並み所得者は3割）
75歳以上	1割負担（現役並み所得者は3割）

かの**審査も**同時に行います。医療機関の請求金額が適正であれば、診療の対象となった患者が加入する保険者に対して診療報酬残額の支払いを請求します。請求された**保険者**は被保険者から集めた保険料から**請求金額を審査支払機関に支払い**ます。

（4）わが国の公的医療保険の特徴と類型

　わが国には、いくつかの公的医療保険者が存在しますが、共通する特徴を持ちます。まず、国内居住者は**国籍に関係なく**、いずれかの**医療保険に必ず加入**させられ、保険料の支払い義務を負うという特徴を持ちます。また、我が国の公的医療保険者は分立しており、どの保険に加入するかに応じて、保険料にも違いがあるという特徴があります。そして、被保険者は、年齢、職業、居住地別に加入すべき保険者が決まっており、**保険者を選択することはできない**という特徴もあります。保険料を支払えない生活困窮者は生活保護制度が適用され、医療費が全額無料になるという制度もあります。

　わが国の公的医療保険には、まず大きく分けて、74歳以下で企業等に雇用されている人が対象となる**被用者保険**、74歳以下で企業などに雇用されていない人が対象の**地域保険**、75歳以上の人が対象の**後期高齢者医療制度**という枠組みがあります。**地域保険は別名、国民健康保険（国保）**とよばれることが多いです。また医療保険とは別の枠組みで、40歳以上が対象となる**介護保険**があります。

● 被用者保険

　被用者保険は、加入者の職種や雇用先の規模に応じて、**組合管掌健康保険制度（組合けんぽ）、全国健康保険協会（協会けんぽ）、共済組合、船員保険**に分類されます。簡単に分類すると、原則として、組合けんぽは大企業被用者、

表9-2．被用者保険の分類．(2014年3月現在)

	保険者数	加入者数	対象（原則）
組合管掌健康保険 （組合けんぽ）	1,419	約3,000万人	民間企業被用者（大企業）．企業ごと，業種ごとに組合がある
全国健康保険協会 （協会けんぽ）	1	約3,600万人	民間企業被用者（中小企業）．2008年10月に，社会保険庁が運営していた政府管掌健康保険（政管けんぽ）を継承．
共済組合 　国家公務員共済組合 　地方公務員共済組合	85	約900万人	公務員を対象．例外的に，私立学校職員を対象とした私学共済がある．
船員保険	1	約13万人	船員を対象．全国健康保険協会（船員保険部）が運営

　協会けんぽは中小企業被用者、共済組合は公務員、船員保険は船員が対象となります。表9-2で協会けんぽの保険者数が「1」となっているのは、中小企業では独自で健康保険組合を作るのが財政的に困難な場合が多いので、政府（実際は厚生労働省所管の特別の法律により設立される法人が運営）が主体で保険者となっていることを意味しています。

　また個々の被用者保険は共通して次のような特徴を持ちます。まず、**保険料は**給与および賞与（一般的にボーナスのこと）の一定割合で、**事業主と折半**することになっています。例えば、組合健保の保険料は平均して9.3％なので、被用者はそのうちの4.65％を負担していることになります。次に、被用者保険は**個人単位で保険料を徴収**します。例えば、共働き世帯の場合、世帯ごとに保険料を徴収するのではなく、夫婦それぞれの加入する保険ごとに徴収します。そして、保険料は**被扶養者数（**被扶養者とは被保険者がもらう所得で養っている家族のことで、具体的には、被保険者の直系尊属・配偶者・子・孫・弟妹、および被保険者と同居し家計を共にしている三親等以内の親族や事実婚の配偶者の父母・子のこと）に関係なく、所得額のみに依存して決定されます。例えば、共働き世帯の場合、子供は夫婦どちらの被扶養者となってもよいことになっています。

● 地域保険（国民健康保険）

　地域保険は一般に**国民健康保険（国保）**とよばれるもので、自営業者や農

表9-3．地域保険の詳細．(2014年3月現在)

	保険者数	加入者数	対象（原則）
国民健康保険 　国民健康保険組合 　市町村国民健康保険組合	1881	約3,700万人	自営業者，農林漁業従事者，年金生活者，短時間パート労働者等が対象．弁護士，医師など特定業種の組合と，市町村ごとに保険者が存在．

林水産業従事者などの**国民健康保険組合**と、定年退職した人を対象とし、市町村ごとに保険者が存在する**市町村国民健康保険組合（市町村国保）**があります。

　国保は次のような特徴を持ちます。まず、被用者保険に比べて所得水準も低く、高齢者の割合も高いため、**保険料のみで財政を維持することが難しく**、そのため**国庫補助金**（国が使途を特定して地方公共団体に交付する支出金のこと）が投入されています。**市町村国保で給付費の43％, 国民健康保険組合は32～52％が補助**されています。次に、保険料も組合ごとの医療費や所得水準の地域差を反映していて千差万別になっています。そして、被用者保険とは異なり、**被保険者1人あたり定額保険料を徴収する**という特徴があります。この理由は、保険料が所得から直接差し引かれる被用者と異なり、自営業者は所得把握が一般的に困難なためです。

● 後期高齢者医療制度（長寿医療制度）
　後期高齢者医療制度（別名、長寿医療制度）は、**75歳以上の後期高齢者を対象**とした医療保険制度です。高齢者とは65歳以上を指し、65歳から74歳までを前期高齢者、75歳以上を後期高齢者とよぶため、このような名称が採用されています。**保険者は都道府県単位の広域連合**（広域連合とは、複数の市町村や特別区が、行政サービスの一部を共同で行うことを目的として設置する組織のこと。この場合は、後期高齢者医療広域連合）になっています。2008年までの老人保健制度と異なり、後期高齢者も**保険料を年金から支払う**ことになりました。**自己負担率は1割負担、現役並み所得者は2割負担**となっています（2013年現在）。後期高齢者医療制度は、**財源の1割が保険料、5割が国、都道府県・市町村の公費、4割が全医療保険者からの支援金**でまか

表9-4. 後期高齢者医療制度の詳細. (2014年3月現在)

	保険者数	加入者数	対象（原則）
後期高齢者医療制度（長寿医療制度）	47	約1,600万人	75歳以上の高齢者（および65～74歳の一定の障害状態にあるもの）．都道府県単位の広域連合（後期高齢者医療広域連合）が保険者．2008年4月より開始．

なわれています。そもそも後期高齢者は病気になりやすいので、発生する確率の高い損害をカバーせざるを得ない保険のため、保険の本来的な仕組みから考えても運営が難しいといわれています。

（5）介護保険制度

人口の高齢化に伴い、明らかな疾患がない場合でも、社会生活を維持するために介護が必要な人が増加してきました。一方で、核家族化の進行や介護する家族の高齢化など、要介護者を取り巻く状況も変化してきました。そうした社会的状況に対処するため、わが国では、先述した医療保険制度とは別の枠組みで、介護保険制度が2000年より運営されています。

介護保険制度は、**40歳以上の人を被保険者**として、市町村国民健康保険と同じく、**市区町村が保険者**となって運営されています。40歳以上になった人は保険料を納付して、介護が必要となった時、保険金給付により介護サービスを受けることができます。そのサービスを受けることができる被保険者には、第一号被保険者と第二号被保険者の2種類があります。**第一号被保険者は65歳以上**の被保険者で、**要介護あるいは要支援の状況にあると認定さ**

表9-5. 介護保険制度の詳細. （2016年6月現在）

	保険者	加入者数	対象（原則）
介護保険制度 財源：保険料50% 　　　公　費50% （国：都道府県：市区町村＝2：1：1）	市町村	・第一号被保険者 （65歳以上）約3,400万人 ・第二号被保険者 （40～64歳の医療保険加入者）約4,300万人	40歳以上の人が強制加入．

表9-6．介護保険特定疾患．

1	ガン（医師が回復の見込みがないと判断したもの）
2	関節リュウマチ
3	筋萎縮性側索硬化症
4	後縦靱帯骨化症
5	骨折を伴う骨粗鬆症
6	初老期における認知症
7	パーキンソン関連疾患（進行性核上性麻痺、大脳皮質基底核変性症およびパーキンソン病）
8	脊髄小脳変性症
9	脊柱管狭窄症
10	早老症
11	多系統萎縮症
12	糖尿病性腎症、糖尿病性網膜症および糖尿病性神経障害
13	脳血管疾患
14	閉塞性動脈硬化症
15	慢性閉塞性肺疾患
16	両側の膝関節または股関節に著しい変形を伴う変形性関節症

れた場合に介護サービスを受けることができます。**第二号被保険者は、40歳以上65歳未満**の被保険者ですが、表9-6に示すような**特定疾病**が原因で介護が必要になった場合に介護サービスを受けることができます。

　介護サービスを受給するためには、それが必要な状態であると認定される必要があります。受給の申請を受けて、**認定調査員**が家庭などを訪問し、その人の心身や日常生活の状態について聞き取りを調査する訪問調査があります。この認定調査員として最適な資格に**介護支援専門員（ケアマネージャー）**があります。この調査結果と主治医意見書の内容がコンピュータに入力されて**一次判定**が行われます。さらに、保健、医療、福祉の専門家により構成される介護認定審査会が、一次判定と主治医意見書をもとに総合的な**二次判定**を行って要介護（要支援）認定区分を確定し、市町村から申請者に通知されます。

　認定の区分は大別して、**非該当**、**要支援**、**要介護**の3種類があります。寝たきりや認知症で介護サービスが必要な場合は、必要度に応じて、**要介護1～要介護5の5段階**が認定されます。現在は介護の必要はないが、今後、要介護状態になるおそれがあり、必要度に応じて予防通所介護サービスなど予防給付が行われるのが要支援で、その程度により**要支援1～要支援2の2段**

階があります。これに対して、現在は介護、支援の段階ではないと認定された場合は非該当となりますが、今後、要介護、要支援になるおそれのある人に対しては、介護予防事業などの市区町村による地域支援事業を利用できる場合があります。

医療保険と介護保険の根本的な相違点は、**医療保険は医師の裁量**で医療サービスが提供され、患者の自己負担分を除いて全額保険から給付されるのに対して、**介護保険は第三者**により要介護レベルが判定され、保険給付もその範囲内で行われるという点です。

２．医療産業の現状

（１）医療産業の構造

政府が公表している産業連関表（2011年）によると、医療産業は全体で年間42.2兆円の生産を行っています。これは食料品産業全体の年間生産額25.6兆円を大きく引き離し、45.6兆円という**自動車産業全体の年間生産額に匹敵**する大きな額となっています。医療産業全体の生産額のうち、約半分は人件費が占めるといわれています。一般に産業構造は、労働力や生産量に対比して大量の資本・設備を用いる「**資本集約型産業**」と、サービス業に代表されるような資本・設備と対比して労働力を大量に用いる「**労働集約型産業**」に大別することができます。医療産業は近年コンピュータの導入などで資本集約的側面が強くなってきてはいるものの、依然として、サービスの生産に多くの医療職者を必要とする上に、賃金コストも高いため、**労働集約型産業**と言うことができます。医療従事者は、鍼灸、柔道整復師など医業類似行為に従事する人たちを除いても、280万人以上いるといわれており（2014年10月現在。免許のみ保有者を含まない）、労働集約型産業的側面を強く表しています。

（２）国民医療費

厚生労働省は年度ごとに国民医療費を推計し公表しています。これは医療機関などにおける保険診療の対象となり得る傷病の治療に要した費用を集計したものです。図９－４は、1985年から2014年までの国民医療費（折線で

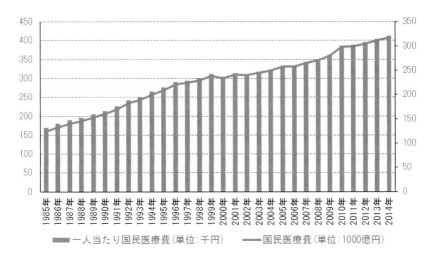

図 9-4．国民医療費(折線：目盛りは左側縦軸)と一人あたり国民医療費(棒線：目盛りは右側縦軸)

目盛りは左側の軸)と、一人あたり国民医療費(棒線で目盛りは右側の軸)を表しています。2014 年度の国民医療費は 40 兆 8071 億円で、前年度に比べて 7461 億円、約 1.9％の増加となっています。

　名目的な国民医療費はグラフを見ても**年々増加傾向**にあることは見て取れると思いますが、この増加率に比例して国民の生活水準も向上していれば、実質的な国民の医療費負担は変わっておらず、問題はないということになります。実質的な医療費負担を判定するためには、国民の生活水準の豊かさを測るなんらかの尺度で名目的な国民医療費を割り引いて考えなければなりません。この尺度に、例えば GDP（Gross Domestic Product ＝国内総生産：日本国内で生産された全付加価値を金銭評価した額）を採用して考えてみると、日本の GDP は 1990 年代初頭から 2016 年現在に至っても大きく増加していないため、実質的に見ても国民の医療費負担は年々増大していることが読み取れます。

　こういった我が国を取り巻く社会経済的情勢を反映して、現在では**医療費適正化計画**と称して、医療費は政府の手によって、できるだけ**削減される方向**にあります。例えば、医療サービスの公定価格に相当する診療報酬のマイ

ナス改定や、レセプトの電子化による間接経費の削減、平均入院日数の見直し、生活習慣病の予防、保険の範囲の見直し、窓口負担の増額、二重検査や重複投与の防止、後発医薬品（ジェネリック医薬品）使用の推奨などの方策が、政府によって推進されています。経済的な観点からも、医療のあり方について考え直す必要に迫られています。

■ **参考文献**

千代豪昭・黒田研二 編（2012）、『学生のための医療概論 第三版増補版』、医学書院
末廣謙・紀平知樹・常見幸（2014）、『医療概論』、二瓶社
平成27年版厚生労働白書（2015）、厚生労働省
国民医療費（2014）、厚生労働省
産業連関表（2011）、総務省
平成26年　医療施設（動態）調査・病院報告（2014）、厚生労働省

おわりに

　本書は、医療系学生の初年次教育における概論授業に用いることを目的として作成しました。それぞれの項目は、まだ専門科目を受講していない入学者の教科書として、容易に理解できるように説明しています。従って、「はじめに」にも書きましたが、一般の方々が「医療とはどのようなものか」を示した読み物としても手にして頂けるような、医療に関する基本を概説したものとなっています。

　各項目でも所々に記してあるように、時代とともに医療の対象や目的は変化してきました。医師中心の医療から患者中心の医療へ、さらに、患者がもつ疾患の治療から患者およびその家族の日常生活をより良いものへ修復してゆくことを目的とした医療へと移り変わりつつあるのが現状です。また、疾患におちいった場合に発揮される医療技術よりも、疾患が発生しないようにする医療がより重要であることが再認識されるようになったのも特記すべき変化です。人は永遠にその生命を保つことはできません。また皆が長寿を全うすることもできません。そうであれば、可能な限り安楽で幸せな人生を過ごしてもらえるような医療をめざすことは、医療職者にとって当然の職務です。

　医療職をめざすあなた方にとっては、教科書として本書が使用された後から専門の教育課程がはじまります。目的は何であれ、それぞれの医療職には高度な専門性が求められます。本書を手にし、内容をすべて理解した後、本書を書棚に納めたその時から、医療職者として社会に貢献できるような専門性を身に付けていくことを期待します。

　最後になりましたが、本書出版にあたり多大なご尽力を頂いた二瓶社の宇佐美嘉崇氏に深謝致します。

2017年3月

木廣　謙

■ 編著者略歴

末廣　謙　すえひろ　あきら
医学博士。兵庫医科大学第2内科教育職助手、米国オハイオ州立大学客員教員、兵庫医科大学内科学血栓止血老年病科講師、兵庫医療大学共通教育センター教授、兵庫医療大学副学長、兵庫医科大学健康医学クリニック院長を歴任。兵庫医療大学名誉教授。

伊東久男　いとう　ひさお
獣医学博士。兵庫医科大学解剖学第一講座助手、兵庫医科大学解剖学第一講座講師、兵庫医科大学動物実験施設助教授を経て、現在、兵庫医療大学共通教育センター教授（解剖学・生物学）、兵庫医療大学共通教育センター長併任。

紀平知樹　きひら　ともき
文学博士。大阪大学大学院文学研究科講師、兵庫医療大学共通教育センター講師、兵庫医療大学共通教育センター准教授、兵庫医療大学共通教育センター教授を経て、現在、兵庫県立大学看護学部教授。

常見　幸　つねみ　さち
医学博士。兵庫医科大学内科学（血液内科）特別研究生、兵庫医科大学内科学（リウマチ・膠原病科）ポストドクター、兵庫医療大学共通教育センター講師を経て、現在、兵庫医療大学共通教育センター准教授。

西田　喜平次　にしだ　きへいじ
社会工学博士。筑波大学大学院システム情報系博士特別研究員、大阪大学大学院医学系研究科医療経済・経営学寄付講座特任研究員を経て、現在、兵庫医療大学共通教育センター講師。

医療を学ぶあなたへ

2017年4月1日　　第1版　　第1刷
2020年4月1日　　　　　　　第2刷

編　著　末廣　謙
著　者　伊東久男・紀平知樹・常見 幸・西田喜平次
発 行 所　（有）二瓶社
　　　　　TEL 03-5648-5377
　　　　　FAX 03-6745-8066
　　　　　e-mail: info@niheisha.co.jp
　　　　　郵便振替 00990-6-110314
装　幀　株式会社クリエイティブ・コンセプト
装　画　shutterstock
印刷製本　株式会社シナノ

万一、落丁乱丁のある場合は小社までご連絡下さい。
送料小社負担にてお取り替え致します。

Printed in Japan
ISBN 978-4-86108-079-1　C3047